O MILAGRE DA TRANSFORMAÇÃO em 12 dias

Michael Thurmond

Autor de *Transforme seu corpo em 6 dias,* best seller da lista do *New York Times*

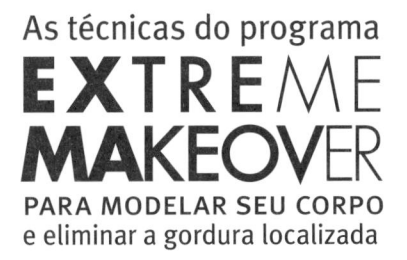

As técnicas do programa
EXTREME MAKEOVER
PARA MODELAR SEU CORPO
e eliminar a gordura localizada

O MILAGRE
DA TRANSFORMAÇÃO
em 12 dias

Tradução
Maria Clara De Biase W. Fernandes

BS
Best*Seller*

CIP-BRASIL. CATALOGAÇÃO-NA-FONTE
SINDICATO NACIONAL DOS EDITORES DE LIVROS, RJ.

G389p
Thurmond, Michael
O milagre da transformação em 12 dias / Michael Thurmond; tradução: Maria Clara De Biase W. Fernandes. – Rio de Janeiro: Best*Seller*, 2009.

Tradução de: 12-day body-shaping miracle

Inclui bibliografia
ISBN 978-85-7684-249-1

1. Exercícios físicos. 2. Nutrição. I. Título.

09-0517
CDD: 613.71
CDU: 613.71

Texto revisado Segundo o novo Acordo Ortográfico da Língua Portuguesa.

Título original norte-americano
THE 12-DAY BODY-SHAPING MIRACLE
Copyright © 2007 by Michael Thurmond and Provida Publishing, LLC
Copyright da tradução © 2008 by Editora Best Seller Ltda.

Capa: Studio Creamcrackers
Diagramação: ô de casa

Todos os direitos reservados. Proibida a reprodução, no todo ou em parte, sem autorização prévia por escrito da editora, sejam quais forem os meios empregados.

Direitos exclusivos de publicação em língua portuguesa para o Brasil adquiridos pela
Editora Best Seller Ltda.
Rua Argentina, 171, parte, São Cristóvão
Rio de Janeiro, RJ – 20921-380
que se reserva a propriedade literária desta tradução

Impresso no Brasil

ISBN 978-85-7684-249-1

PEDIDOS PELO REEMBOLSO POSTAL
Caixa Postal 23.052
Rio de Janeiro, RJ – 20922-970

Para meus maravilhosos clientes e leitores, e as milhões de pessoas que põem em prática meus programas de transformação do corpo e da saúde.
Que vocês possam usar as informações deste livro para ficar na melhor forma que já estiveram!

Agradecimentos

Sinto-me muito feliz e grato por ter tantas pessoas talentosas ao meu redor.

Mais uma vez, meus mais profundos agradecimentos a Jeff Clifford, Brady Caverly e Lenny Sands, da Provida Life Sciences, que desempenharam o papel fundamental na divulgação de meus programas de transformação física por meio de três bem-sucedidos informativos comerciais. Com insights práticos, criatividade e engenhosidade, a equipe da Provida fez da minha abordagem básica da transformação do corpo humano um produto fenomenal chamado *Transforme seu corpo em 6 semanas com Michael Thurmond*, um dos mais populares e bem-sucedidos programas de perda de peso e exercícios da atualidade. O trabalho da Provida e sua capacidade comprovada de desenvolvimento de produtos e marketing foram um incentivo para mim; mais que isso, permitiram a milhões de pessoas finalmente ter o corpo de seus sonhos.

Não posso deixar de agradecer a Dolores Thompson, Paul Duff e Matt Vance, três pessoas-chave na Provida, pela assistência na coordenação de aspectos primordiais deste livro e, acima de tudo, por ajudarem a inspirar milhões de pessoas que aprenderam como transformar seus corpos usando minhas técnicas.

Minha agente, Barbara Lowenstein, por ser uma das pessoas mais dinâmicas do mundo literário. Esse é nosso segundo livro juntos e espero que haja muitos mais. Eu lhe sou muito grato.

Minha especialista criativa e amiga, Maggie Greenwood-Robinson, Ph.D., foi de enorme ajuda para mim. Maggie é uma verdadeira profissional em organização, criatividade, edição e colaboração. Além disso, foi capaz de me acompanhar na academia quando lhe ensinei minhas técnicas de transformação. Obrigado por seu entusiasmo contagioso e espírito confiante.

Agradeço à minha equipe na Warner Books, Diana Baroni, Natalie Kaire e Leila Porteous, cuja direção, coordenação e firme apoio foram inestimáveis para este empreendimento. Estimo muito todos vocês.

Minha âncora, Benita Heet, que supervisiona todos os aspectos de minha vida com incrível eficiência, graça e dedicação. Você fez minha vida mudar para melhor.

Sou grato a Kris Reid, que foi meu braço direito no programa *Extreme Makeover*, e administra minha empresa como se fosse o proprietário, uma característica rara e valiosa. Um agradecimento especial a Juan Peres, meu vice-presidente, que enfrentou as reviravoltas de um sucesso "da noite para o dia".

Agradeço ao meu ótimo staff. Vocês são os melhores! Esforçam-se diariamente para ajudar pessoas em todos os lugares a ter mais saúde e bem-estar. Uma menção especial a Leah Hyman e Nicole Rollolazo, duas de minhas incríveis preparadoras físicas e modelos de exercícios para este livro. Alisa Daglio, que administra nosso programa Spa Body Makeover, e nosso esplêndido staff lá – que trabalha com eficiência para garantir que nossos clientes fiquem felizes e bem-informados, e partam com corpo e estilo de vida totalmente novos. Obrigado a vocês todos.

E, finalmente, a todos os meus maravilhosos clientes. Eu não poderia fazer o que faço sem vocês. Obrigado por me deixarem guiá-los em sua jornada para descobrir como se sentir melhor o tempo todo.

Sumário

Introdução Tempo é fundamental: dê-me apenas 12 dias!   11

Parte I: Emagreça e transforme seu corpo
Capítulo 1 O que o espera   21
Capítulo 2 Identifique seu tipo físico   29
Capítulo 3 Domine a conexão mente-corpo   51

Parte II: Exercícios e dieta de *O milagre da transformação em 12 dias*
Capítulo 4 Como transformar seu corpo em 12 dias   63
Capítulo 5 Prepare-se para os próximos 12 dias   81
Capítulo 6 Correções do corpo: personalize seus exercícios!   95
Capítulo 7 Queime gordura com exercícios cardiovasculares   167
Capítulo 8 Meu plano de nutrição para transformar meu corpo   191

Epílogo Depois dos 12 primeiros dias: pareça melhor do que nunca, *definitivamente*   217
Apêndice A
　Adaptações de acordo com problemas de saúde específicos   241
Apêndice B
　Referências científicas   259
Índice remissivo   263

Introdução

Tempo é fundamental: dê-me apenas 12 dias!

"Tenho menos de duas semanas para ficar em forma para um comercial. Estou horrível agora. Você pode me ajudar... por favor?"

O pânico e o desespero na voz da modelo eram reais.

Calmamente, respondi: "É claro. Encontre-me em meu escritório às 10h e traçaremos um plano."

Essa cliente tinha se permitido ficar flácida. Acumulara quilos e agora precisava de um trabalho corretivo que devolvesse ao seu corpo curvas sensuais em um período de tempo muito curto – menos de duas semanas. Recebo telefonemas como o dela o tempo todo.

Modelos, atrizes e outras pessoas desejam ter pernas, nádegas, músculos abdominais, braços e outras partes do corpo firmes e magras. E por que não desejariam? Afinal de contas, a beleza é o meio de vida delas. O que me traz a você. Não há nenhum motivo para você também não ter uma aparência perfeita – rapidamente.

O quão rapidamente? Digamos apenas que, se você jogar suas cartas direito, poderá perder de 2,5 a 5,5 quilos em 12 dias, e adquirir uma forma totalmente nova.

Não o culpo se você é cético em relação a esse ponto. Como alguém pode recuperar a ótima forma e até transformar o corpo em 12 dias – ou, na melhor das hipóteses, apresentar mudanças visíveis?

O que lhe direi agora é que *é isso que faço*.

Faço as pessoas recuperarem rapidamente a boa forma. Faço isso por modelos desesperadas com trabalhos iminentes. Por atores e atrizes que precisam estar em ótima forma para papéis que estão prestes a fazer. Fiz isso por pessoas no *Extreme Makeover*, que tinham de estar com um peso mais saudável antes ou depois de uma cirurgia plástica. Faço por hóspedes de meu Spa Body Makeover, que vão à Califórnia para emagrecer em apenas uma ou duas semanas. Por clientes de minha empresa, Body Makeover Systems, Inc., que querem encurtar seus caminhos para corpos mais magros e definidos. E faço isso há mais de 25 anos.

Se você me der apenas 12 dias, também farei por você.

O milagre da transformação em 12 dias é um programa de técnicas especiais de exercícios, combinado com dieta, que visa alterar a forma física para que se aproxime do ideal de atratividade feminina: cintura fina, coxas e quadris enxutos, nádegas e bustos firmes. Se é isso que você quer, se esse momento finalmente chegou e se você cansou de programas de exercícios que não produzem resultados, este é o livro para você. O programa que está prestes a conhecer transformará seu corpo. Você aprenderá a modelar e definir todo ele de modo a quase literalmente esculpi-lo para atingir um resultado previsível. Por *resultado previsível*, quero dizer exatamente como você deseja que seu corpo seja. Se tentou outros métodos de exercício que não produziram resultados desejados e se sentiu desencorajado nesse processo, agora há chances de ser bem-sucedido.

O segredo: exercícios direcionados, com movimentos especiais e personalizados de acordo com seus pontos problemáticos e seu tipo físico único. Além disso, você será apresentado a uma abordagem totalmente diferente dos exercícios cardiovasculares que acelerará sua perda de peso, sem o trabalho penoso de horas de exercícios de alta intensidade. Movendo-se em um ritmo aceitável e usando uma forma especial de respiração – por mim denominada Respiração Abdominal – para reoxigenar seu corpo, você ficará mais magro e em melhor forma, além de se sentir com mais energia e vigor. Aprenderá a recarregar seu metabolismo com alimentos para começar a eliminar gordura de forma eficiente, revelando suas curvas firmes.

Você aprenderá mais sobre essas técnicas à medida que formos avançando neste livro. Por enquanto, preciso de algo vindo de você: um compromisso de desaprender quase tudo o que já lhe ensinaram sobre exercícios. E preciso que tenha boa vontade. Saia do divã e se prepare para ser mais ativo. Esqueça-se do que lhe ensinaram ou do que leu e esteja preparado para reaprender um modo totalmente novo de se exercitar. Seja aberto e receptivo. Encare assim: uma nova abordagem da exercitação pode ser exatamente aquilo de que você precisa para sair de uma rotina de exercícios ou perda de peso.

Particularmente, se você nunca fez treinamento de resistência, é uma pessoa de sorte – uma lousa em branco em que podem ser escritos os modos mais eficazes de fazê-lo!

Ou talvez você tenha se exercitado no passado, mas sem ver grandes melhoras em sua forma física. Uma coisa é ficar com um bom condicionamento físico se exercitando, e esse é um grande benefício. Mas se exercitar sem ver o corpo emagrecer, adquirir melhor forma e ter uma aparência mais jovem pode ser uma perda de tempo, como economizar dinheiro mas não obter nenhum retorno sobre o investimento. Isso é loucura!

Sem dúvida o motivo de você não ter conseguido perder aqueles quilos desagradáveis e pouco saudáveis, e reesculpir seu corpo, é que se exercitou de um modo errado para seu tipo físico. Cada um de nós tem uma constituição física própria – tamanho e formas diferentes. Por isso, a abordagem de um exercício para todo mundo não é bem-sucedida. O modo como sua melhor amiga se exercita pode funcionar para ela, mas não muito para você. Em contrapartida, este programa personaliza totalmente os exercícios de acordo com seu tipo físico, seus pontos problemáticos e seu metabolismo, para que você possa ver rapidamente ótimos resultados.

Por meio de meu sistema exclusivo de identificação, você determinará seu exato tipo físico. O *tipo físico* se refere à estrutura óssea, à porcentagem de gordura em relação aos músculos, às proporções gerais, ao metabolismo e a como o corpo reage aos alimentos. Embora todos os corpos sejam diferentes, há cinco tipos físicos específicos, e um deles é o seu. Conhecer seu tipo físico é o primeiro passo para remodelar seu corpo – deixando-o com as dimensões desejadas – e seguir um plano alimentar traçado de acordo com seu metabolismo individual.

Irei lhe mostrar os melhores exercícios para seu tipo físico e suas regiões problemáticas – exercícios que transformarão rapidamente seu corpo. Se precisa achatar a barriga, apresentarei a você o melhor modo de fazer isso. Se precisa erguer as nádegas, ensinarei como ter os glúteos altos e arredondados que tinha quando era mais jovem. Se precisa ter pernas lindas, aplicarei exercícios que redimensionam e firmam as coxas. Não, você não tem de fazer milhares de repetições para atingir a forma desejada. Exercitar-se assim não lhe dará um corpo firme – apenas um corpo cansado! Quando você souber qual é seu tipo físico e quais são os exercícios que funcionam melhor para ele – e os fizer –, atingirá rapidamente a forma desejada.

Antes de prosseguir, devo dizer que este não é um livro sobre condicionamento físico. Você pode ter um ótimo condicionamento e não chegar nem perto da aparência ou do corpo que deseja. Por exemplo, os corredores têm um ótimo condicionamento físico, mas muitos deles são esquálidos e não têm muitas curvas atraentes.

Portanto, este não é um estudo sobre condicionamento físico. É um livro sobre arte. Você aprenderá a olhar para seu corpo como se fosse uma pedra em estado bruto e visualizar a estátua perfeita que deseja que se torne. Use como cinzel e lixa meus modos especiais de se exercitar e alimentar e logo você dará ao seu corpo uma forma nova e esteticamente agradável. Em vez de se exercitar dos modos convencionais, em academia e malhando em todos aqueles aparelhos durante horas a fio, você descobrirá como exercitar os músculos para ter a aparência que deseja.

Eis o ponto principal: o modo como você contrai seus músculos determina a aparência deles. Se você deseja a aparência esguia e graciosa de uma bailarina ou a esculpida de uma modelo, poderá tê-la. Cabe a você escolher como quer que seu corpo fique.

Minha abordagem é tão eficaz que você pode literalmente ver seus músculos assumirem uma nova forma em um único exercício. Esse tipo de feedback quase imediato pode ser tão empolgante que você ficará viciado nesse novo modo de se exercitar. Sempre que o praticar, ficará empolgado com até onde poderá levar seu corpo! Terá confiança e motivação para prosseguir nos 12 dias iniciais e ir além. Quando você começar a trilhar esse caminho, desejará ir em frente. Logo terá o corpo firme e curvilíneo que fica bem em um par de jeans ou um diminuto biquíni.

Mas não acredite apenas no que digo. Eis o que alguns de meus clientes recentes disseram sobre o sucesso deles nos sites www.pro-vida.com e www.bodymakeovers.com.

"Meu marido e eu estamos terminando a Semana 1. Nós dois já notamos mudanças em nossos corpos. Eu tinha aqueles pneus no quadris que caíam em dobras sobre minhas calças. Hoje acordei, vesti um par de jeans e não podia acreditar nos meus olhos: os pneus estão desaparecendo!"

"Mesmo quando estava com 86 quilos, sempre tive uma cintura bem definida e proporcionalmente pequena, mas engordei tanto que ela acabou desaparecendo. Agora está de volta! Eu a vi refletida no espelho ao passar por ele."

"Todos nós odiamos celulite, aquela aparência de casca de laranja na parte posterior das pernas e em outras partes. Uma noite, estava usando uma camisola curta e olhei para a minha perna. Meu marido ergueu os olhos do livro que lia e disse: 'A celulite sumiu. Sua perna está lisa'. Ah, meu Deus! Corri para o espelho maior e fiz a inspeção atenta que todos nós fazemos em algum momento. Fiquei muito animada. Não havia mais nenhuma celulite visível."

"Não consigo acreditar. Em duas semanas, perdi 10 quilos! Devo admitir que a princípio estava um pouco cética... pela primeira vez em minha vida acho que tenho algo que me ajudará a emagrecer – especialmente nas coxas, o que tento fazer há anos – e me manter magra."

Em *O milagre da transformação em 12 dias*, ensinarei a você, passo a passo, o que esses clientes já aprenderam: como reesculpir seu corpo escolhendo exercícios específicos para transformar e firmar suas áreas problemáticas. Do mesmo modo quando você remodela sua casa, esse processo todo começa com um plano para levá-lo aonde deseja chegar. Este livro lhe fornece esse plano.

O que acontecerá nos próximos 12 dias será surpreendente, desde que siga o programa. Você aprenderá movimentos e técnicas que irão melhorar seus pontos problemáticos, enrijecer o que precisa ser enrijecido, erguer o que precisa ser erguido e dar ao seu corpo simetria onde não havia nenhuma – em resumo, transformá-lo. A gordura começará a recuar como o mar recua na maré baixa. Sem dúvida sua jornada será um desafio, à medida que for aprendendo este modo realmente inovador de se exercitar e se alimentar.

Por que 12 dias? Com frequência tenho menos de duas semanas para pôr os clientes em forma. Às vezes tenho apenas uma semana! Não há nada de mágico no *12*, embora, através dos tempos, muitas vezes tivesse sido considerado um número de sorte. Independentemente de você acreditar em sorte, determinação ou seja lá o que for, este programa de 12 dias funciona. Baseia-se mais em princípios científicos de exercícios do que em qualquer outra coisa, além de em meus mais de 25 anos de experiência em modelagens físicas. É uma solução simples para a equação do corpo perfeito.

Quando criei este programa de 12 dias não pretendia que fosse um truque. Os truques não funcionam. Nunca funcionaram e jamais funcionarão. O que apresento a você é o começo de um modo melhor e mais eficaz de se exercitar – um método que pode modelar você muito rapidamente e, se continuar a usá-lo, deixá-lo com o corpo mais bonito e sensual. Doze dias é o tempo de que preciso para lhe mostrar que este é o melhor modo de se exercitar para mudar seu corpo. No final desse período, você ouvirá elogios e verá melhoras notáveis em sua aparência e no modo como se sente – na verdade, serão tantas que ficará motivado a tornar este método um estilo de vida.

Para ter o corpo que deseja, você deve encarar este programa como uma prioridade e se concentrar totalmente em atingir a forma desejada. Isso significa que deve seguir dia a dia as instruções de dieta e exercícios, sem se desviar delas. Isso é algo simples e possível.

Após os 12 primeiros dias você estará a caminho de estabelecer um novo hábito de se exercitar! Os 12 dias o fazem começar e, quando terminarem, você poderá ver a mudança em seu corpo. Se seguir o programa corretamente, aprender a contrair (flexionar) os músculos, cumprir a parte relativa ao coração e à dieta e repousar, poderá esculpir seu corpo dando-lhe a forma exata que deseja. Você ficará mais forte e confiante.

Como usar este livro

O que acabei de descrever é exatamente o que pode acontecer quando você começa a se exercitar de acordo com seu tipo físico – usando movimentos que visam corrigir suas regiões problemáticas – e a seguir meus princípios de alimentação equilibrada que aceleram o metabolismo. Você também pode substituir a flacidez por curvas atraentes.

Organizei este livro em duas partes principais. Em cada uma há capítulos que explicam os detalhes do programa. É melhor você ler o livro todo primeiro para se familiarizar com o plano e saber o que fará. Depois releia-o, capítulo por capítulo, pondo em prática todas as partes do plano. Por exemplo, uma das primeiras coisas a fazer é identificar seu tipo físico (Capítulo 2). Então, poderá personalizar seu programa alimentar e de exercícios. A seguir você tomará a atitude correta para se motivar mentalmente para o sucesso e pensar como o ganhador de uma transformação (falo a respeito no Capítulo 3).

A parte II trata das técnicas de exercícios e dos princípios em que *O milagre da transformação em 12 dias* se baseia, que visam transformar seu corpo, fazendo-o queimar gordura e desenvolver músculos nos lugares certos. Você aprenderá quais exercícios fazer e como realizá-los corretamente para obter resultados mais rápido. Sua dieta é crítica para o sucesso, por isso siga o plano de nutrição para seu tipo físico. Essa informação é detalhada no Capítulo 8.

Também incluí dois apêndices. Preste atenção particularmente ao apêndice A, que trata das exceções relativas a exercícios e dieta se você tem problemas de saúde específicos, como diabetes ou hipertensão.

Com essas técnicas e esse plano, como muitos de meus clientes de transformação, você, enfim, poderá exibir suas curvas sensuais e seu magnífico corpo novo.

Está pronto para a transformação? Se estiver, dê-me 12 dias e começará a ver o corpo magro e sensual que vai você adorar.

I

Emagreça e transforme seu corpo

CAPÍTULO 1

O que o espera

Um dia desses, olhe ao redor – no shopping, em seu local de trabalho, em eventos sociais e na academia de ginástica. Você notará que as pessoas têm vários tamanhos e formas. Cada pessoa neste planeta é única – inclusive você. Portanto, se deseja mudar de forma, precisa de um programa personalizado. Os planos iguais para todo mundo não mudam sua forma física, porque não funcionam para todos quando se trata de exercícios e nutrição.

Tenha em mente que cada corpo exige exercício e dieta diferentes. Você fica com a forma que deseja fazendo os exercícios certos – que atacam seus pontos problemáticos e são adequados para seu tipo físico – e seguindo uma dieta que satisfaça suas necessidades metabólicas únicas. Quando nos aprofundarmos um pouco mais nessa estratégia, você se sentirá encorajado pelo poder que tem de mudar radicalmente. Eis uma pista: há muito mais nisso do que apenas genética.

Como a maioria dos tipos físicos é herdada e os genes não mudam, todos nós nascemos com uma forma básica predeterminada geneticamente. Mas os genes não condenam você a ter um corpo feio. Você pode remodelá-lo totalmente com uma dieta e um programa de exercícios para seu tipo físico individual. Por exemplo, dieta e exercícios cardiovasculares transformarão seu corpo livrando-o da gordura indesejada, acelerando o metabolismo e evitando que você engorde à medida que envelhece. Este programa leva seu corpo a queimar uma porcentagem maior de gordura do que normalmente queimaria apenas com dieta. Quanto mais você queimar gordura e desafiar seus músculos com um tipo especial de exercício, mais rápido obterá os resultados e a forma que deseja.

Você aprenderá a olhar para seu corpo de um modo bastante crítico e a decidir exatamente que partes dele deseja transformar. Para isso, escolherá exercícios que serão sistematicamente incluídos em uma rotina só sua e de mais ninguém. Os equipamentos de que precisa para se exercitar são poucos. Exercícios com pesos, extensores elásticos ou outra forma de resistência que desafie seus músculos lhe dão o poder de aumentar ou diminuir áreas específicas de seu corpo, dando-lhe contornos mais proporcionais. Usando a combinação certa de dieta e exercícios, você poderá mudar seu tipo físico.

Que fatores afetam sua forma?

Sua forma atual é determinada por três fatores primários: o esqueleto, os músculos e a gordura corporal. Seu esqueleto – ou estrutura óssea – é a estrutura em que os outros dois fatores se apóiam e o único aspecto de sua forma física que em geral você não pode mudar. É claro que, se você não fizer nenhum exercício, essa estrutura começará a se degradar por desuso e a osteoporose, doença em que os ossos se afinam, poderá se estabelecer. Suponho que, se você não fizesse nenhum exercício, poderia mudar para pior sua estrutura óssea por meio de um processo de enfraquecimento. Os ossos realmente precisam de resistência, na forma de exercícios, para manter sua integridade e força por muitos anos. Submetendo a estrutura óssea a um pouco de estresse, o treinamento de resistência ajuda a proteger os ossos, estimulando-os a produzir novas células. Esse processo ajuda a evitar a osteoporose.

Os músculos, que movem os 206 ossos do corpo, dão-lhe a forma e as curvas sensuais mais desejáveis. Músculos firmes são atraentes e servem para erguer outros tecidos do corpo que, sem eles, poderiam decair. Você tem um enorme controle sobre a forma, o tamanho e a simetria de seus músculos. Por *simetria*, refiro-me à relação, ou ao equilíbrio, entre os grupos musculares alinhados em seu corpo. Um bom exemplo de um corpo simétrico para uma mulher é aquele em forma de ampulheta.

Infelizmente, quando os músculos envelhecem, perdem células – e, com elas, firmeza e forma corporal. As células musculares existentes encolhem e se tornam menos contráteis e flexíveis, e tudo isso torna o músculo mais suscetível a lesões e distensões. Mas a boa notícia é que mesmo os músculos envelhecidos podem ser recondicionados. Praticamente tudo que é preciso é treinamento de resistência, constante e adequado, para que os músculos – e o corpo – recuperem a aparência jovem.

Assim como os músculos compõem a parte desejável da forma física, a gordura corporal tende a contribuir para a forma indesejável. Uma exceção a isso seriam os seios. Eles são compostos de tecido gorduroso que lhes dá uma forma desejável – a menos, é claro, que sejam caídos ou desproporcionais ao restante do corpo. Contudo, podem ser erguidos com exercícios e técnicas especiais que fortalecem e firmam o tecido ao redor, dando a ilusão de um busto mais sensual. Você aprenderá e aplicará esses métodos aqui.

Se você é mulher, tende a ganhar peso mais facilmente que o homem, e frequentemente tem de se esforçar mais para perdê-lo. Um dos principais motivos para isso é que as mulheres têm em seus corpos mais enzimas que armazenam gordura, enquanto os homens têm mais enzimas que as liberam. (As *enzimas* são proteínas catalisadoras que mediam ou aceleram várias reações fisiológicas.) Com mais enzimas que armazenam gordura, as células adiposas tendem a aumentar, acabando com a forma natural e sensual feminina. Eis uma notícia encorajadora: os exercícios cardiovasculares aumentam as enzimas que liberam gordura, motivo pelo qual caminhar, correr, praticar jogging e outras formas desses exercícios ajudam tanto a queimar gordura.

Hormônios e gordura corporal

O acúmulo e a redistribuição de gordura corporal também estão relacionados com o envelhecimento. Em geral, o corpo mais velho é mais flácido. Provavelmente você também já notou que o excesso de gordura se instala em lugares diferentes nas várias fases da vida. Quando você é adolescente ou adulto jovem, a gordura é mais igualmente distribuída pelo corpo e mantida firmemente no lugar, sem a flacidez trazida pelo envelhecimento. Contudo, quando você tem 30 ou 40 anos, a gordura vai direto para seus quadris, suas nádegas e coxas. Esse ganho de peso não só aumenta as preocupações com a obesidade relacionada com o estresse como também pode ser emocionalmente perturbador para as mulheres que envelhecem.

Em um estudo de investigação conduzido na Oregon Health & Science University, cientistas observaram um grupo de 46 mulheres na pré e pós-menopausa. No grupo na pós-menopausa, algumas das mulheres faziam terapia de reposição hormonal e outras não. Analisando dados das participantes do estudo, os pesquisadores descobriram que a queda nos níveis de estrogênio comumente associada à menopausa está relacionada com um aumento em uma forma do hormônio cortisol, que é ligado à formação de excesso de gordura abdominal. Outra descoberta-chave foi que as mulheres na pós-menopausa que não faziam reposição hormonal apresentavam níveis mais altos de cortisol. Tipicamente, essas mulheres também tinham mais gordura abdominal que as que faziam terapia. Essas descobertas também sugerem que a terapia de reposição de estrogênio evita que as mulheres aumentem seus níveis de cortisol e gordura abdominal.

Como a terapia de reposição de estrogênio pode ajudar a evitar o aumento da gordura abdominal, frequentemente recomendo às mulheres que verifiquem seus níveis hormonais e considerem a possibilidade de fazer terapia de reposição com hormônios bioidênticos – estrogênio, progesterona ou ambos – sob supervisão médica. Extraídos da soja ou do cará, os hormônios bioidênticos são similares aos hormônios estrogênio e progesterona que o corpo produz naturalmente. Como tal, entram na corrente sanguínea e interagem com as células do mesmo modo que nossos próprios hormônios. Se os hormônios bioidênticos são uma terapia que você gostaria de considerar, consulte seu médico.

Independentemente de você decidir ou não fazer um tratamento com hormônios bioidênticos, o treinamento de resistência ajuda a reduzir ao mínimo as mudanças na distribuição da gordura relacionadas com o envelhecimento e os hormônios.

Grande parte do que consideramos envelhecimento – o acúmulo de gordura corporal, a perda de força e densidade óssea e a redução da flexibilidade – na verdade se deve à inatividade.

O que você pode fazer em relação à sua forma

Com exceção de sua estrutura óssea, você pode mudar sua forma física esculpindo seus músculos e perdendo gordura corporal. Os métodos e o programa que recomendo estão entre os melhores modos de conseguir isso. As técnicas de treinamento de resistência e os exercícios que você aprenderá nos próximos capítulos o ajudarão a transformar seu corpo de maneiras que jamais acreditou que fossem possíveis – reduzindo a gordura corporal e melhorando as proporções, o tônus e o desenvolvimento muscular. Você não só ficará com músculos mais definidos como também se livrará da gordura indesejada criando massa magra. Músculos firmes e fortes são metabolicamente ativos. Isso significa que podem queimar gordura de forma mais eficiente, mesmo em repouso.

Incluindo minhas recomendações cardiovasculares, você poderá mais do que dobrar seu poder de queimar gordura. Na verdade, um estudo descobriu que as pessoas que combinavam treinamento de resistência com ginástica aeróbica perdiam duas vezes e meia mais gordura corporal que as que só faziam exercícios cardiovasculares! As recomendações que você seguirá estimularão ainda mais a queima de gordura.

Antes de ir em frente, há uma questão crítica que afeta seu tipo físico que devo tratar, se você quer ter com o corpo que deseja.

Pare com o mau hábito e comece sua transformação corporal hoje

Você fuma? Se fuma, esse hábito está fazendo seu corpo armazenar gordura ao redor de sua cintura e na parte superior de seu tronco. Essa é a conclusão de um número crescente de pesquisas sobre a relação entre distribuição de gordura e fumo. Um estudo em larga escala analisou dados de 21.828 homens e mulheres de 45 a 79 anos e descobriu que as pessoas que fumavam tendiam a ter gordura ao redor da cintura. Em outro estudo de quase 12.000 mulheres de 40 a 73 anos, na pré e pós-menopausa, a cintura das que fumavam mais cigarros por dia era maior. Qual a relação? Desequilibrando o sistema endócrino (as glândulas que secretam hormônios), o fumo influi na distribuição de gordura, fazendo-a ser armazenada centralmente – no meio do corpo.

É claro que essas mudanças na cintura não têm de ser permanentes. Outra pesquisa descobriu que, se você parar de fumar, acumulará menos gordura na cintura. Então parar de fumar é um modo de controlar a forma corporal? Eu diria que sim!

O que esperar

Caso você reveja a discussão dos fatores que influem na forma corporal, ficará óbvio que tem um grande controle sobre sua aparência física. Essa é uma ótima notícia, porque você tem o poder de ficar exatamente com o corpo que deseja por meio de exercícios adequados, dietas e outras mudanças no estilo de vida.

As vantagens de *O milagre da transformação em 12 dias* são que, em primeiro lugar, meus métodos de exercitação se concentram em dar a boa forma às áreas críticas de seu corpo e, em segundo, sua dieta personalizada visa queimar gordura em seu corpo inteiro.

Quando você seguir as recomendações deste livro, redesenhará todo seu corpo. É isso que essa abordagem faz – acrescenta um pouco aqui, tira um pouco ali e logo surge uma forma mais equilibrada. Nenhuma parte do corpo é pouco ou demasiadamente desenvolvida à custa de outras partes. Você se remodelará com um programa de dieta e exercícios voltado para seus objetivos.

Assim, esse programa pode transformar seu corpo de maneiras que você nunca imaginou – reduzindo a gordura corporal e melhorando as proporções, o tônus e o desenvolvimento muscular. Tudo tem a ver com maximizar sua forma única e ficar maravilhoso em suas roupas.

À medida que você for seguindo este programa, experimentará pelo menos 11 grandes benefícios:

- Coxas mais esbeltas e firmes
- Quadris mais elegantes
- Barriga mais achatada
- Mais simetria
- Perda de centímetros nos lugares certos
- Perda constante e satisfatória de peso
- Melhor forma física
- Muita energia
- Mais autoconfiança
- Sentimentos positivos em relação a si mesmo e seu corpo
- Mais bem-estar geral

Se você seguir a dieta e as orientações de exercícios deste livro, poderá obter todos esses maravilhosos resultados e ter um corpo novo!

CAPÍTULO 2

Identifique seu tipo físico

A transformação começa no papel, com um questionário e ilustrações correspondentes que apontam seu tipo físico de forma fácil e precisa. Estou me referindo ao meu sistema de identificação do tipo físico, que explicarei neste capítulo. Ele o ajudará a determinar qual dos cinco tipos físicos é o seu; e então você poderá personalizar seu programa de exercícios e dieta. Respondendo ao questionário, você identificará seu tipo físico e estará a caminho de personalizar um plano que funcione para você. Então pegue uma caneta ou lápis, e vamos começar.

Questionário de identificação: qual o seu tipo físico?

O tipo físico é um modo de descrever a porcentagem de gordura em relação aos músculos, a estrutura óssea, as proporções gerais e o metabolismo, uma vez que há uma correlação entre o tipo físico e a eficiência com a qual o corpo metaboliza alimentos para obter combustível. Há cinco tipos físicos diferentes, todos baseados em dados científicos comprovados, e um deles é o seu. Este questionário é um método bastante fácil para identificar seu tipo físico. São necessários aproximadamente de 5 a 10 minutos para responder às 48 perguntas e calcular o resultado. Leia atentamente todas as frases e marque apenas as que o descrevem melhor agora. Seja o mais sincero possível; não há respostas certas ou erradas. Responda ao questionário com calma.

Quando terminar, saberá qual é seu tipo físico. Então estará pronto para passar para os capítulos seguintes, nos quais aprenderá a dieta e os exercícios certos para você. Isso significa que será capaz de começar a perder peso logo no início e ter a aparência que jamais teve.

QUESTIONÁRIO DE IDENTIFICAÇÃO

Circule o número de cada comentário que o descreve de forma mais precisa. Lembre-se: seja honesto em suas respostas.

1. Quando ganho peso isso afeta meu corpo inteiro.
2. Sempre fui atlético, mas recentemente comecei a engordar lentamente.
3. Houve uma época, quando terminei o ensino médio, em que podia ingerir praticamente qualquer alimento que quisesse sem engordar um grama sequer.
4. Parece que não importa o quão pouco eu coma, sempre engordo.
5. Pelo que posso me lembrar, sempre fui assim: é só olhar para comida que ganho peso.
6. Se eu me atrasar uma hora que seja para uma refeição, fico morrendo de fome.
7. Mesmo que perca toda a gordura que quiser nunca serei magricela como modelo. Tenho carne demais para isso.
8. Tenho energia para dar e vender. As pessoas ficam maravilhadas com tudo que consigo fazer em um só dia.
9. Durante a maior parte do tempo, escondo meu peso com roupas; usar roupa de banho, nem pensar.
10. Raramente tenho fome às refeições.
11. A obesidade é hereditária na minha família (dos meus familiares mais próximos, a maioria está 20 quilos ou mais acima do peso).
12. Fico com fome pouco tempo depois de comer.
13. Se toda a gordura do meu corpo desaparecesse, acho que eu ficaria ótimo.
14. Se toda a gordura do meu corpo desaparecesse, acho que eu ficaria magricela ou esquelético.
15. Para chegar a meu corpo ideal, tenho que perder:
    Mulheres: um a dois números de manequim (por exemplo, de manequim 42 a 40 ou 38).
    Homens: de 5 a 10 centímetros de cintura.

16. Para chegar a meu corpo ideal, tenho que perder:
    Mulheres: três a quatro números de manequim (por exemplo, reduzir de 48 para 42 ou 40).
    Homens: de 10 a 20 centímetros de cintura.
17. Para chegar a meu corpo ideal, tenho que perder:
    Mulheres: quatro ou mais números de manequim (de reduzir 50 para 42 ou 40, por exemplo).
    Homens: vinte ou mais centímetros de cintura.
18. Se eu passar mais de duas ou três horas sem comer, fico trêmulo ou irritado.
19. Tenho musculatura muito desenvolvida em algumas partes do corpo (nas nádegas, nas coxas ou nos braços).
20. Ao mesmo tempo em que perco peso, gostaria de aumentar a massa muscular para dar forma e definição ao meu corpo.
21. Foi só quando fiquei mais velho ou – no caso das mulheres – tive filhos que comecei a ter problemas com meu peso.
22. Tenho pouca energia durante a maior parte do tempo.
23. Estou preocupado por estar muito acima do peso, pois acho que isso pode prejudicar minha saúde.
24. Se eu passar muito tempo sem comer, entro em pânico.
25. Pelo que posso me lembrar, nunca estive tão magro ao ponto de as pessoas me chamarem de "magricela" ou "esquelético".
26. Há partes do meu corpo que são magras demais (braços, coxas ou panturrilhas).
27. Quando pratico mais exercícios, perco peso facilmente.
28. Preciso perder peso em todo o corpo.
29. Por causa do meu peso torna-se muito difícil praticar qualquer tipo de exercício.
30. Se não comer no horário certo, simplesmente não consigo controlar o que como na refeição seguinte.
31. Mesmo estando mais gordo do que gostaria, meu corpo é firme quando flexiono os músculos.
32. Em algum momento de minha vida adulta, as pessoas me disseram: "Você devia engordar um pouquinho; está tão magro!"
33. Há partes do meu corpo que *não* têm gordura.

34. Atualmente, só como duas vezes por dia.
35. Tive sérios problemas de peso durante quase toda a minha vida.
36. Às vezes, quando me levanto rápido demais, sinto vertigem ou tontura.
37. Se eu tivesse que me descrever como fisicamente forte ou fraco, diria que sou forte.
38. Se eu tivesse que me descrever como fisicamente forte ou fraco, diria que sou fraco.
39. Tenho tendência a ganhar peso em regiões específicas (barriga, quadris, coxas), enquanto o restante do corpo permanece normal.
40. Recorri a dietas durante a maior parte da minha vida adulta.
41. Acredito que esteja geneticamente destinado a ser gordo e que sempre serei assim.
42. Depois dos exercícios, costumo sentir uma fome de leão.
43. Se eu contrair o braço, dá para sentir o músculo.
44. Mais do que estar acima do peso, meu problema é que meu corpo não tem forma nem definição.
45. Só comecei a ter problema de peso nos últimos três a cinco anos.
46. Eu costumava ser bastante atlético, mas agora não reconheço mais meu corpo.
47. Se eu tivesse que escolher uma forma para descrever meu corpo, provavelmente seria o círculo.
48. Se eu estiver tenso ou nervoso, comer uma barra de chocolate, um pedaço de pão ou um prato de massa costuma me acalmar.

CÁLCULO DO RESULTADO E INTERPRETAÇÃO

Siga os passos a seguir para somar suas respostas e identificar seu tipo físico.

Passo 1. No quadro abaixo, circule o número correspondente a cada pergunta que você marcou no questionário. Por exemplo, se marcou o número 11 no questionário, circule o número 11 na coluna 5.

1	2	3	4	5	6
7	8	9	10	11	12
13	14	15	16	17	18
19	20	21	22	23	24
25	26	27	28	29	30
31	32	33	34	35	36
37	38	39	40	41	42
43	44	45	46	47	48

Some o número de círculos em cada coluna.

Passo 2. No quadro anterior, conte o número de círculos em cada coluna e escreva o total abaixo de cada uma. *Se tiver cinco ou mais círculos na coluna 5, você tem tipo físico A. Se não tiver tipo físico A, por favor, continue.*

Passo 3. Olhe as colunas 1 e 2 e determine qual das duas tem o maior número de círculos. O número dessa coluna (1 ou 2) é seu *número primário*. Por exemplo, se o total da coluna 1 é 3 e o da coluna 2 é 5, seu número primário é 2. Escreva seu número primário no retângulo a seguir.

NÚMERO PRIMÁRIO

Observação: Se você tiver marcado o mesmo número de círculos nas colunas 1 e 2, seu número primário é 1.

Passo 4. Olhe as colunas 3 e 4 e determine qual das duas tem mais círculos. O número dessa coluna é seu *número secundário*. Escreva-o no retângulo a seguir.

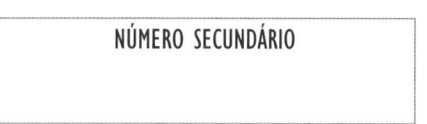

NÚMERO SECUNDÁRIO

Observação: Se você tiver marcado o mesmo número de círculos nas colunas 3 e 4, seu número secundário é 4.

Passo 5. Use seu número primário e seu número secundário para identificar seu tipo físico:

- Caso seu *número primário* seja 1 e seu *número secundário* 4, seu *tipo físico* é B.
- Caso seu *número primário* seja 1 e seu *número secundário* 3, seu *tipo físico* é C.
- Caso seu *número primário* seja 2 e seu *número secundário* 4, seu *tipo físico* é D.
- Caso seu *número primário* seja 2 e seu *número secundário* 3, seu *tipo físico* é E.

Escreva seu tipo físico no retângulo a seguir.

MEU TIPO FÍSICO

OBSERVAÇÃO IMPORTANTE: Todos os leitores devem consultar seus médicos antes de iniciarem este ou qualquer outro programa de dieta e exercícios. É preciso atenção especial se você tiver mais de dois círculos na coluna 6. Pode ter tendência a baixo teor de glicose sanguínea, cujo termo técnico é hipoglicemia. Leia a parte sobre hipoglicemia no apêndice A, "Adaptações de acordo com problemas de saúde específicos". Se você teve cinco ou mais marcas na coluna 6, sua hipoglicemia pode estar bastante acentuada e você deve consultar seu médico antes de começar *O milagre da transformação em 12 dias*.

Além disso, se você tiver marcado a pergunta 36, pode ter pressão baixa. Por favor, leia as informações sobre pressão sanguínea baixa no apêndice A e consulte seu médico antes de começar o programa.

Compreenda seu tipo físico

Agora que você já identificou seu tipo físico, leia esta parte com toda atenção. Relaciono a composição principal do corpo e as características metabólicas que correspondem ao seu tipo físico, junto a objetivos gerais de transformação a serem considerados. Entre parênteses estão as descrições técnicas de cada tipo físico: *endomorfo, endomeso, mesoendo, endoecto* e *ectoendo*. Essas descrições se baseiam no sistema científico desenvolvido na década de 1940 pelo Dr. William H. Sheldon, que classifica as pessoas por tipos físicos. Fotografando e medindo 46 mil homens e mulheres, Sheldon e seus colegas finalmente criaram 88 categorias distintas. Para simplificar seu sistema, ele criou três divisões principais: ectomorfo (forma fina com musculatura pouco desenvolvida), endomorfo (forma arredondada e macia) e mesomorfo (forma musculosa e atlética). Dentro de cada uma dessas principais divisões há "graus de dominância". Embora algumas pessoas sejam puramente endomorfas, mesomorfas ou ectomorfas, a maioria de nós é uma mistura desses tipos físicos com um deles dominante. Um endomeso, por exemplo, é alguém que tem as características de um endomorfo (tende a acumular gordura facilmente), mas também tem bastante massa magra no corpo. Um ectoendo parece um ectomorfo (magro com ossos e articulações pequenas), mas engorda com tanta facilidade quanto um endomorfo.

Independentemente de seu tipo físico específico, você tem potencial para desenvolver um corpo lindo e uma forma atraente por meio de dieta e exercícios. Conhecer seu tipo físico é o primeiro passo para atingir essas metas.

Cada descrição a seguir é acompanhada de uma ilustração do respectivo tipo físico. São esboços genéricos de um homem e de uma mulher com cada tipo físico, que o ajudarão a definir melhor qual é o seu. Mas não espere encontrar uma reprodução fiel do seu corpo. Simplesmente verifique se um dos desenhos se assemelha a você em função dos pontos em que seu corpo acumula gordura.

Tipo Físico A (Endomorfo)

Seu corpo é quase 100% endomorfo, com uma porcentagem maior que a desejável de gordura distribuída no nível da cintura e abaixo dela. É bem provável que você sempre tenha tido problemas para controlar o peso e tenda a ser bem pesado. Engorda facilmente, em geral de maneira uniforme, no corpo inteiro. Isso lhe confere um físico macio, redondo, com tendência para a obesidade. Outras características que o identificam são:

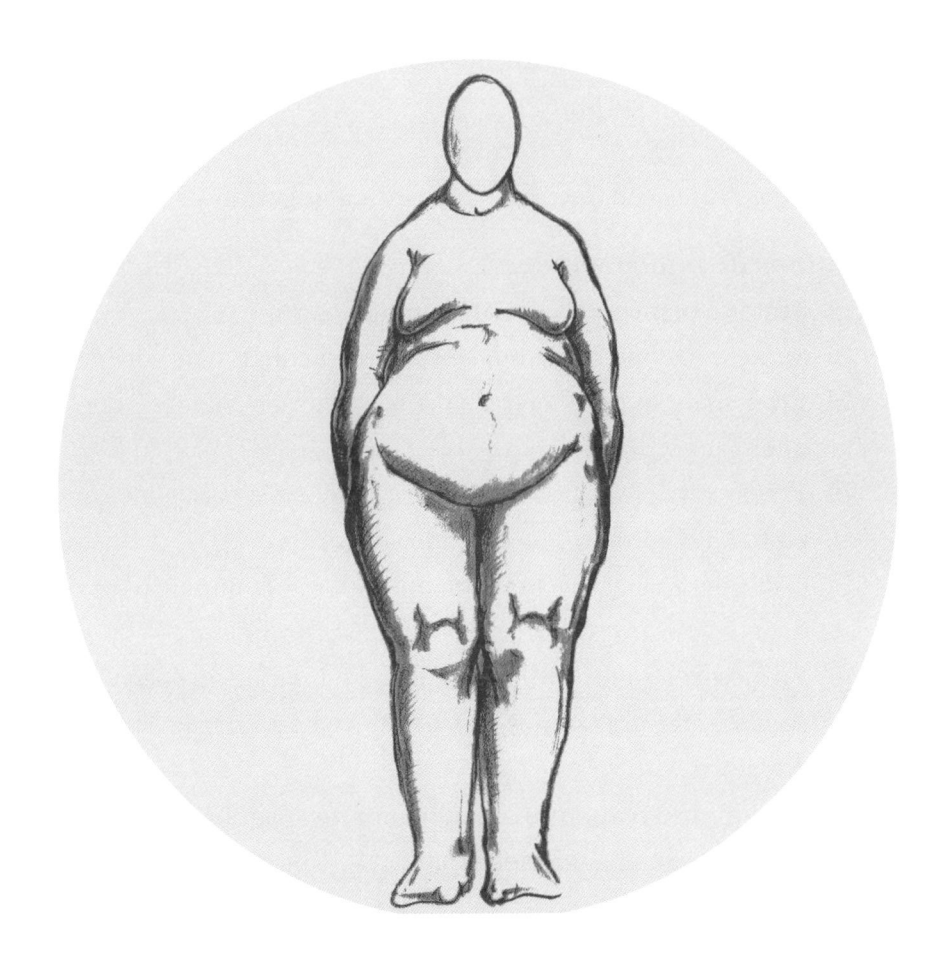

Composição corporal
- Seu tipo físico tem a forma aproximada de um *círculo* – grande e redondo.
- Pode ter mais gordura em torno da cintura, ou no quadril e nas nádegas, ou mesmo no corpo inteiro.
- Tem mais gordura que massa magra.
- Seus músculos são pouco desenvolvidos.
- Seu corpo é macio e flácido.
- Pode ter sido gordo na infância.

Características metabólicas
- Seu metabolismo é o mais lento de todos os cinco tipos físicos.
- Tende a metabolizar qualquer alimento que consome e transformá-lo em gordura.
- Você é propenso a engordar.
- Tem disposição imediata para acumular gordura.

Objetivos de transformação
- Seguir o plano de dieta para seu tipo físico.
- Superar seu metabolismo lento para queimar mais gordura.
- Criar mais massa magra para acelerar seu metabolismo e queimar gordura.
- Fazer exercícios cardiovasculares suficientes para começar a eliminar a gordura que esconde sua forma.
- Contrair, enrijecer e firmar os músculos abdominais para reduzir a gordura corporal depositada centralmente.
- Enrijecer, minimizar e firmar a parte inferior do corpo com possível atenção extra às nádegas e às partes interna e externa das coxas.
- Equilibrar o corpo trabalhando a parte superior para torná-la proporcional à inferior.

Tipo Físico B (Endomeso)

Seu tipo físico dominante é o endomorfo, mas com o desenvolvimento muscular compacto de um mesomorfo. Você tende a ser gordo por igual, com carne flácida sobre a musculatura. Ganha peso com facilidade e pode estar bem acima de seu peso ideal (cerca de 9 quilos ou mais). Outras características que o identificam são:

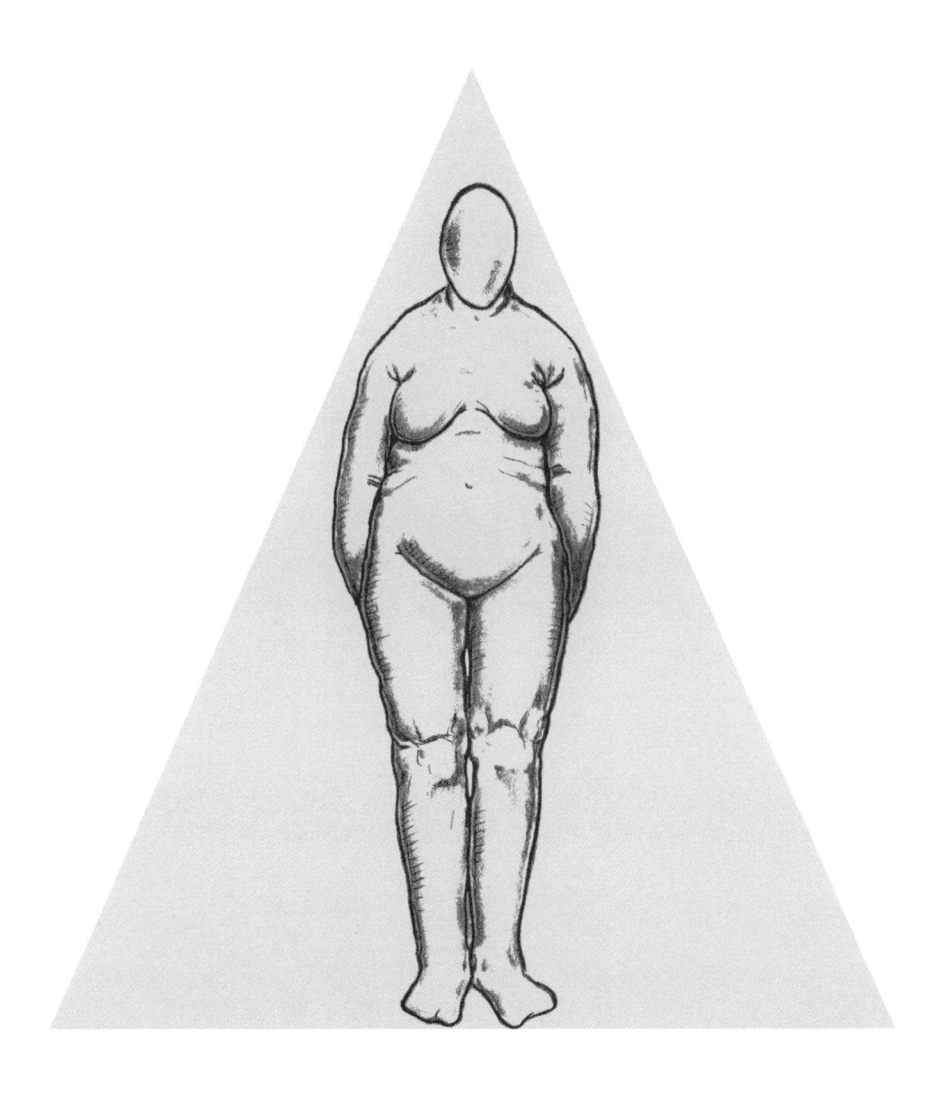

Composição corporal
- Pode ter a forma de um *triângulo*, com a gordura corporal concentrada nos quadris, nas coxas e nádegas. Além disso, pode ter braços gordos. (Tipicamente, os endomesos são gordos em todo o corpo.)
- Pode ter ombros e peito estreitos e cintura de tamanho médio.
- Tem tônus muscular forte sob a camada de gordura.

Características metabólicas
- Acumula gordura com facilidade.
- Tem dificuldade para emagrecer.
- Seu metabolismo é preguiçoso.
- Desenvolve e mantém a musculatura facilmente.

Objetivos de transformação
- Seguir o plano de dieta para seu tipo físico.
- Superar seu metabolismo preguiçoso para queimar mais gordura.
- Desenvolver a parte superior de seu corpo para torná-la mais proporcional à inferior, especialmente se seus ombros tendem a ser caídos ou você deseja criar uma forma mais em V nas costas para dar uma ilusão de cintura menor.
- Criar mais massa magra para acelerar seu metabolismo e queimar gordura.
- Fazer exercícios cardiovasculares suficientes para começar a eliminar a gordura que esconde sua forma.
- Enrijecer, minimizar e firmar a parte inferior do corpo com possível atenção extra às nádegas e coxas.

Tipo Físico C (Mesoendo)

Você tem um corpo forte e musculoso – do tipo atlético. Em outras palavras, características mesomórficas são dominantes. No entanto, como os endomorfos, você tem dificuldade em reduzir a gordura corporal. Músculos grandes demais são um problema quase tão grave quanto o excesso de gordura corporal. Outras características que o identificam são:

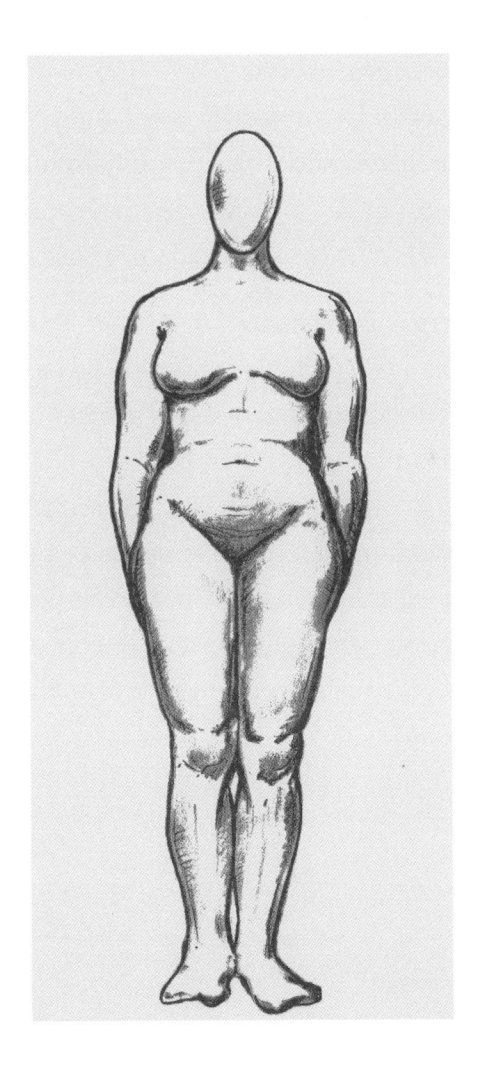

Composição corporal
- Sua estrutura é, de modo geral, corpulenta. Em termos de forma, lembra um *retângulo*, mais ou menos com a mesma largura de ombros, cintura e quadris.
- Há uma camada de gordura sobre seus músculos. (Essa gordura talvez seja intramuscular, como se observa na carne marmorizada.)
- Seu corpo tem carne firme e dura, coberta por tecido adiposo.
- Você pode ter ombros largos.

Características metabólicas
- Acumula gordura com relativa facilidade.
- Seu metabolismo não é tão preguiçoso quanto o de outros tipos físicos, por causa de seu desenvolvimento muscular.
- Desenvolve e mantém a musculatura com grande facilidade.

Objetivos de transformação
- Seguir o plano de dieta para seu tipo físico.
- Fazer exercícios cardiovasculares suficientes para começar a eliminar a gordura que esconde sua forma.
- Emagrecer (com exercícios cardiovasculares) e firmar seus músculos abdominais com exercícios de movimentos curtos voltados para essa área específica do corpo.
- Em seu treinamento de resistência, concentrar-se em mais repetições com resistências mais leves para afinar seu corpo já musculoso.

Tipo Físico D (Endoecto)

Você pode estar bem acima de seu peso ideal e engordar facilmente – como um endomorfo. Mesmo assim, possui a estrutura frágil de um ectomorfo. Tem pouca musculatura desenvolvida no corpo e sua carne tende a parecer frouxa e flácida. Outras características que o identificam são:

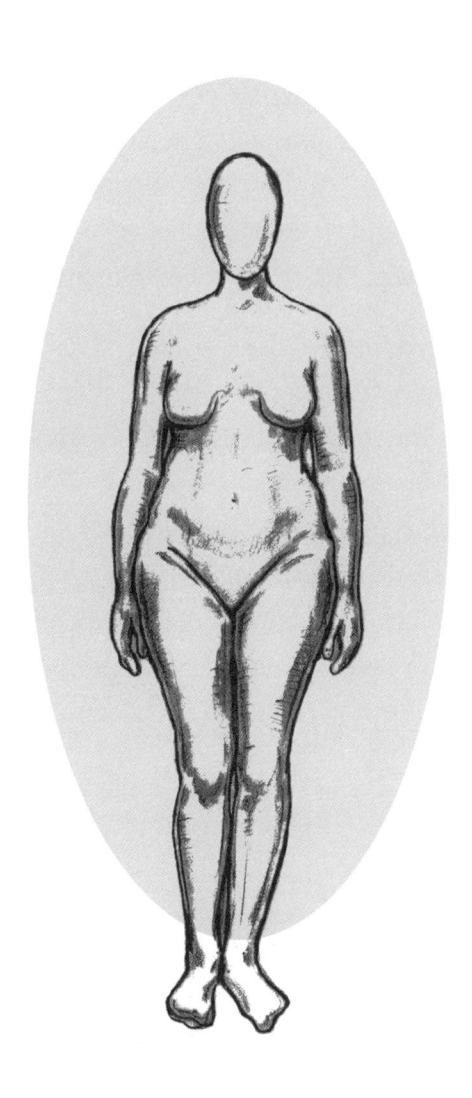

Composição corporal

- Sua forma pode parecer *oval*, com região torácica mais cheia, cintura menos definida, pernas e ombros estreitos.
- Seu peso se concentra ao redor da cintura.
- Você pode ter um corpo bem magro sob a gordura corporal, com muito pouco tecido muscular.
- Tem estrutura delicada e ossos pequenos, mas, com o passar do tempo, ficou com uma porcentagem maior de gordura corporal, particularmente nos braços, nas pernas e nos quadris.

Características metabólicas

- Seu metabolismo é um pouco mais preguiçoso que o de outros tipos físicos.
- Tende a ganhar peso com facilidade.
- Tem dificuldade para desenvolver e manter massa magra.

Objetivos de transformação

- Seguir o plano de dieta para seu tipo físico.
- Afinar a cintura por meio de exercícios abdominais e cardiovasculares de movimentos curtos.
- Melhorar suas proporções tornando sua forma oval mais parecida com a de uma ampulheta. Seu treinamento de resistência deve ser com menos repetições e resistências mais pesadas, para desenvolver a parte superior do corpo e firmar a inferior.

Tipo Físico E (Ectoendo)

Você é essencialmente uma pessoa magricela e fraca (como um ectomorfo), mas ganhou peso demais em lugares determinados. Seus problemas de peso podem ser relativamente recentes; você antes achava difícil engordar. Tem pouco tecido muscular e pode até ser esquelético ou ossudo em certas partes do corpo, ao passo que outras – abdome, cintura ou coxas – tendem a ser gordas e flácidas. Outras características que o identificam são:

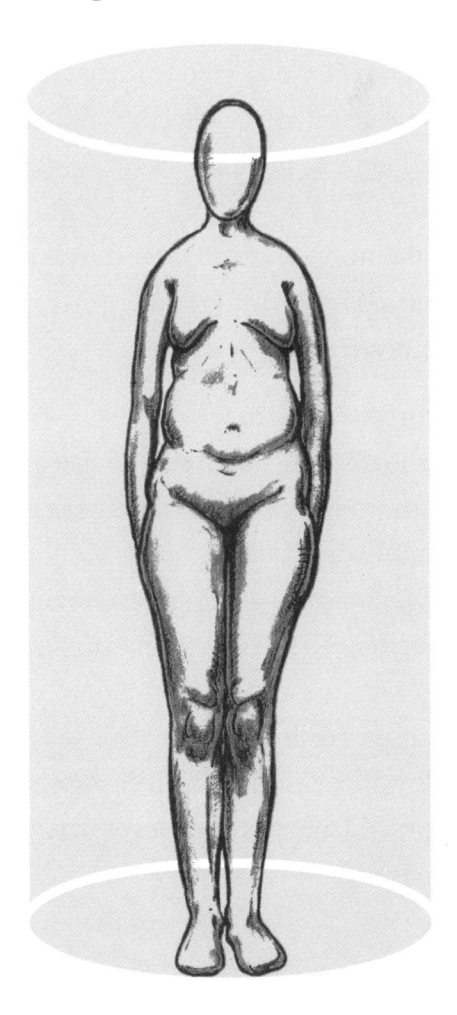

Composição corporal
- Antes seu corpo era descrito como uma vara, com uma aparência enxuta e esguia, mas agora você está rechonchudo, acumula gordura localizada e seu físico lembra um *tubo*. Em outras palavras, existe uma estrutura esquelética sob áreas de gordura corporal.
- Tem pouco tecido muscular.
- Tem pernas ou braços esqueléticos sob uma camada de gordura corporal.

Características metabólicas
- Seu ritmo metabólico não é tão lento quanto o de outros tipos físicos, mas não é rápido o suficiente para mantê-lo magro.
- Tem dificuldade em queimar calorias suficientes para não ganhar peso.
- Tem dificuldade em criar e manter massa magra.
- Quando mais jovem, era capaz de comer qualquer alimento sem ganhar peso.

Objetivos de transformação
- Seguir o plano de dieta para seu tipo físico.
- Criar mais massa magra para acelerar seu metabolismo e impedir o acúmulo de gordura.
- Acrescentar curvas às partes superior e inferior de seu corpo com treinamento de resistência com menos repetições e resistências mais pesadas. Isso ajudará a dar uma dimensão extra ao seu corpo e desenvolver massa magra. Contudo, se você nunca fez esse tipo de treinamento, desejará começar com resistências mais leves e passar gradualmente para mais pesadas.

Mudando de forma

Quando você descobre qual é seu tipo físico usando o Questionário de Identificação, está pronto para começar a mudar de forma. Você tem nas mãos a primeira e talvez mais importante peça do quebra-cabeça da transformação que estamos montando juntos. Procure não se esquecer dessa informação, porque vai ajudá-lo a colocar em prática seu plano. A partir de agora, modelar seu corpo de acordo com suas especificidades será resultado da perda de gordura, da tonificação do corpo e do ganho de músculos proporcionais. É exatamente isso que este programa fará por você.

CAPÍTULO 3

Domine a conexão mente-corpo

O programa em *O milagre da transformação em 12 dias* é bem direto: você transforma, firma e define seus músculos seguindo os métodos de exercícios que apresento neste livro. E progride ainda mais fazendo escolhas nutricionais inteligentes e personalizadas, descritas no Capítulo 8. Mas para falar a verdade, o sucesso do programa não começa com os métodos de transformação ou os princípios de nutrição que você seguirá. Inicia em sua cabeça – com algumas habilidades importantes de mente-corpo. Quanto mais rápido você usar essas habilidades, mais rápido progredirá e levará todo seu esforço de transformação para novos níveis.

Neste capítulo, apresentarei várias habilidades de mente-corpo que podem tornar o programa mais eficaz, divertido e até fácil. Essas habilidades se tornam ferramentas para um enorme progresso quando usadas diariamente e podem levar à transformação pessoal. Assuma o compromisso de usá-las não só durante os próximos 12 dias como também depois disso, e elas serão meios de ter um corpo mais bonito e elegante.

Habilidade 1: visualização

Quando comecei a mudar meu próprio corpo (e criar a base para as técnicas que mais tarde se tornariam meus programas de transformação), costumava sonhar com as formas que queria ter: músculos abdominais modelados, bíceps enormes, ombros musculosos, costas em V – todo o conjunto. Eu não apenas desejava ter um físico esbelto: era muito específico acerca da minha meta.

Começava procurando imagens do corpo que eu queria ter. Estudava-as em detalhes. Depois imaginava a gordura derretendo e abandonando meu corpo, e cada um dos meus músculos mudando de maneira bem específica. Esse processo de concentração mental – que eu chamava de "sonhar acordado" – ajudava-me a permanecer focado em minha meta e acabou desempenhando papel importantíssimo na conquista do corpo que eu queria para as competições de fisiculturismo. Então, um dia, olhei-me no espelho e ali estava: o físico que eu imaginara para mim começando a surgir. Foi emocionante. É bastante motivador quando a gente se vê mudando.

Sem saber, eu estava utilizando uma técnica que hoje é amplamente conhecida como visualização – o processo de criar a imagem mental desejada. Você forma a imagem mental do corpo que deseja ter. Embora isso ainda possa parecer sonhar acordado, essa prática é amplamente aceita hoje em várias disciplinas para ajudar as pessoas a atingirem metas fantásticas. É ela que ajuda atletas olímpicos e esportistas profissionais a atingirem o auge de suas possibilidades pessoais e que vem ajudando muitos pacientes de câncer a superar essa doença fatal. Ela também vai lhe permitir atingir qualquer meta que estabelecer para si mesmo.

A concepção de um evento ou de um objetivo em sua mente é o início de sua existência e, sem uma imagem clara de qual será o resultado, a manifestação desse evento é quase impossível. Em outras palavras, se você não souber o que quer e não acreditar que pode chegar lá, não vai chegar mesmo. Mas se tiver uma imagem bem clara do que deseja alcançar e fé inabalável de que pode fazer isso acontecer, então o sucesso é praticamente garantido – desde que você trace um plano realista e o siga à risca.

Se você visualizar o que pode ser, começará a fazer as escolhas certas e saudáveis para se tornar o que vê com os olhos da mente. Esta tem o grande poder de ajudá-lo a realizar a visão interna da aparência externa que deseja. O corpo que você imagina possuir, não importa o quanto o seu esteja disforme agora, é o que terá.

Eis como você pode começar a praticar a visualização: fique em uma posição confortável, sentado ou deitado, com os olhos fechados. Com os olhos da mente, veja seu corpo exatamente como quer que ele seja. Com o máximo possível de detalhes, pense em suas proporções. Imagine a massa magra e os músculos definidos. Visualize como se sentirá física e emocionalmente quando tiver o corpo de seus sonhos. Dê um passo à frente. Veja-se sensual e maravilhoso em trajes de banho ou outras roupas que mostrem seu corpo. Imagine-se em público usando roupas novas e justas e em como ficará bem nelas. Sonhe com isso!

Torne essa cena o mais realista possível, recorrendo ao máximo de sentidos que puder. Quanto mais sentidos você evocar em sua imaginação, maior o impacto da imagem. Observe sua aparência, o que ouve, cheira, sente e saboreia. Perceba os arredores, se há outras pessoas por perto e tudo o mais que seja parte de seu cenário de sucesso. Veja como é bom estar com essas roupas e com seu novo corpo. Quanto mais vívido for seu "novo eu" em sua mente, mais bem-sucedido você será.

A visão de seu corpo futuro é o que obterá com exercícios personalizados, dieta e descanso. Se você tem uma visão clara de aonde quer ir, é mais fácil chegar lá. A visualização é absolutamente vital porque incentiva o corpo a seguir o plano do cérebro, e essa conexão mente-corpo aumenta sua capacidade de mudar de forma física e perder gordura corporal.

Faça algo mais. Durante as refeições prescritas neste programa, visualize os nutrientes indo diretamente para seus músculos. Pense nas proteínas firmando e definindo seus músculos e nos carboidratos aumentando sua energia. A visualização não só dá uma dimensão inspiradora aos exercícios como também pode fazer você ter uma nova atitude em relação aos alimentos mais saudáveis.

Faça seu exercício de visualização pelo menos uma vez por dia, durante cerca de dez minutos. Mantenha a imagem de seu novo corpo no primeiro plano de sua mente. Também pode usar a visualização quando sentir que vai ceder a uma tentação, ou quando estiver estressado. Você descobrirá que este exercício consiste em um ótimo modo de livrar seu corpo e sua mente de todos os tipos de fardos.

Habilidade 2: mantras

Acompanhe as visualizações de o que é conhecido como um *mantra* – uma afirmação pessoal positiva e significativa para você. Os mantras são realmente uma forma de monólogo, uma conversa que você tem consigo mesmo. Sua função é lhe dar um rumo, bem como entusiasmo e motivação.

Você poderia dizer para si mesmo: *eu pretendo ter um corpo magro, esculpido e sensual, perder peso, caber em roupas menores e ficar fabuloso em minhas roupas. As pessoas vão gostar de me ver bem-sucedido. Gosto do meu corpo e gostarei mais ainda quando perder esses quilos.* Concentre-se no que é positivo. Criar uma postura positiva inabalável é fundamental para seu sucesso neste programa, e seu monólogo, ou mantra, o ajudará a alcançá-lo.

Seu mantra não só o auxiliará a se concentrar em ser bem-sucedido neste programa como também porá um fim ao monólogo negativo que todos nós ouvimos em nossas cabeças de vez em quando: *estou cansado demais para me exercitar hoje* ou *estou com vontade de fugir da minha dieta só desta vez*. Se esse tipo de monólogo improdutivo surgir em sua mente, recite imediatamente seus mantras para acabar com a conversa interior negativa. Ao mesmo tempo, preste atenção ao seu corpo. Se você realmente estiver muito cansado para se exercitar, talvez precise de descanso.

Habilidade 3: minimetas

Ao cumprir este programa, recomendo que você se concentre exatamente no que deseja fazer a cada dia. Isso tornará mais fácil acordar de manhã e começar a agir. Em outras palavras, estabeleça minimetas diárias. Fazer algo por um só dia é fácil. Você não precisa pensar em seguir o programa durante 12 dias. Em vez disso, concentre-se no dia de *hoje*. Quando se faz algo um dia de cada vez, tudo fica incrivelmente fácil. Uma minimeta pode ser qualquer coisa que o ajude a permanecer concentrado no que deseja fazer em um único dia do programa:

- *Hoje me esforçarei ao máximo em meu treinamento para mudar de forma.*
- *Hoje farei minhas visualizações.*
- *Hoje seguirei 100% de meu plano alimentar.*
- *Hoje farei meu exercício cardiovascular.*
- *Hoje beberei a quantidade recomendada de água.*

Sejam quais forem suas minimetas, sugiro que as escreva e ponha em um lugar onde possa vê-las. Registrar suas minimetas em uma folha de papel ou no seu computador faz com que você se comprometa a cumpri-las. Certifique-se de que suas minimetas são claras e específicas. Sem essa clareza, é difícil se concentrar em seus atos e evitar distrações.

Habilidade 4: exercitar a concentração

Um dos aspectos mais importantes da transformação corporal é você realmente se concentrar nos músculos que está trabalhando. Frequentemente nos concentramos em passar de um exercício para o outro ou completar um número específico de séries e repetições – em outras palavras, em apenas terminar o exercício. Ou nos distraímos pensando no amor de nossa vida, no que há para jantar, na televisão em volume alto ou em outras coisas que só prejudicam nosso desempenho. Você precisa bloquear tudo isso e concentrar-se apenas em seus músculos.

Um dos segredos desse nível de concentração é desacelerar cada repetição do exercício; não se apresse em fazer os movimentos. De um modo controlado, mova lentamente a resistência para que possa de fato se sentir trabalhando o músculo, em vez de apenas tentando terminar a série. Resista à tentação de deixar a pressa dominar o exercício e permaneça concentrado no músculo. (No Capítulo 6, darei a você orientações exatas sobre como localizar o músculo ou os grupos musculares que você está trabalhando em cada exercício, para que saiba onde se concentrar.)

Quero que se absorva em cada exercício e sinta o músculo ou os grupos musculares que está trabalhando. Quando você consegue se concentrar na parte do corpo que está exercitando, cada repetição subitamente se torna mais produtiva. Além disso, certifique-se de que está flexionando o músculo. Você tem de senti-lo se contraindo do início ao fim do movimento. Dar forma ao músculo tem a ver com isolá-lo, contraí-lo e exercer total controle sobre cada centímetro do movimento. Em muitos casos, você desejará manter a contração por alguns segundos. Fazendo isso sempre que se exercitar, sentirá todos os músculos que está trabalhando.

Esse tipo de concentração não vem naturalmente. Exige prática. Mas há um dividendo importante: com a capacidade de sentir seus músculos durante o treinamento, você consegue focar totalmente nele e resistir a possíveis distrações.

Preste atenção ao seu corpo durante cada treinamento. Sintonize-o com o feedback que a mente e o corpo fornecem durante o exercício, como por exemplo: você pode ver mudanças em sua forma? Está ficando mais forte? Mais resistente? Permanecer consciente de seu progresso durante o exercício o mantém atento ao que o corpo faz e a como você está se sentindo.

Habilidade 5: combater o estresse

Quando se trata de ficar em boa forma, uma das conexões mente-corpo mais fascinantes está relacionada ao estresse. Uma definição médica de *estresse* é "algo que acaba com o bem-estar físico e mental". Uma outra, mais comum, é que o estresse consiste em uma reação emocional intensa tanto a circunstâncias diárias quanto a inusitadas.

Não importa como você o defina, o estresse não combatido contribui para um problema corporal indesejável: uma barriga saliente. Por quê? A gordura abdominal funciona de um modo diferente da localizada em outras partes do corpo. Ela contém um maior suprimento sanguíneo, assim como mais receptores celulares de cortisol, um hormônio do estresse. (Os receptores funcionam como fechaduras de portas situadas nas paredes celulares, deixando os hormônios e nutrientes entrarem nas células.) Os níveis de cortisol aumentam e diminuem durante todo o dia, mas quando você está sob estresse crônico a produção hormonal permanece elevada. O cortisol, em particular, não é bem metabolizado. Com muito estresse e, consequentemente, níveis altos de cortisol, mais gordura é depositada na área abdominal porque nela há mais receptores desse hormônio. As células adiposas nessa área são muito sensíveis ao cortisol e tendem a aumentar de tamanho quando entram em contato com ele.

Na verdade, pesquisas mostram que as pessoas deprimidas, ansiosas, desempregadas ou recém-divorciadas – que estão passando por todas essas dificuldades relacionadas com o estresse – têm muita gordura ao redor da cintura. Esse tipo de gordura frequentemente é chamada de "gordura de estresse", porque é causada por altos níveis de cortisol induzido por estresse.

Quando pesquisadores da University of California, em San Francisco, submeteram 59 mulheres na pré-menopausa a testes de estresse em laboratório, descobriram que as com mais gordura abdominal tiveram um desempenho pior nos testes e secretaram uma quantidade significativamente maior de cortisol do que as sem gordura abdominal. Esse estudo indicou que mais estresse na vida contribui para a maior distribuição de gordura ao redor da barriga, e o cortisol é o culpado hormonal.

Se você não consegue perder a barriga mesmo seguindo fielmente sua dieta, precisa acrescentar um programa de redução do estresse a sua rotina diária. Isso poderia equilibrar mais sua vida para ter tempo para o prazer, o relaxamento e a realização espiritual – escolhas de vida que neutralizam os efeitos negativos do estresse. Ou envolver um programa para mudar seu modo de pensar. Na verdade, não são as pessoas ou eventos que o estressam, mas suas reações a eles e os modos como os interpreta. Se você reestruturar ou reinterpretar mentalmente os fatores de tensão em sua vida, ficará menos estressado com o que acontece ao seu redor.

Às vezes, o combate ao estresse crônico exige medidas mais sérias – como a terapia. O terapeuta pode ajudá-lo a identificar estratégias para lidar com as tensões e, em última análise, resolver os problemas básicos que perpetuam o sofrimento. Ou você pode querer abrir o coração para um amigo. Apenas conversar com alguém em quem confie o fará se sentir muito melhor.

Um modo de você reduzir imediatamente o estresse é pela respiração. Quando seu corpo percebe uma situação tensa, a respiração se torna pouco profunda e seu ritmo cardíaco se acelera. Os músculos da parte superior das costas e do pescoço se retesam. Respirar lenta e profundamente, como é recomendado em meu método de respiração abdominal, pode acalmar seu corpo e sua mente em menos de um minuto, não importa onde você esteja. Concentrar-se em sua respiração também lhe dá a oportunidade de mudar imediatamente seu modo de ver uma situação. Com a respiração adequada, você combate o estresse no supermercado, na sala de espera do médico ou no trânsito sem que ninguém saiba o que está fazendo. Você encontrará instruções sobre minha técnica de Respiração Abdominal na página 48. Quando usar essa técnica, seu estômago se inflará durante a inspiração e desinflará durante a expiração. Ao mesmo tempo, você também deverá sentir seus ombros subindo e descendo a cada vez que respirar. Esse método de respiração lenta e profunda cria uma cascata de mudanças físicas positivas em todo o corpo. Pode desacelerar o ritmo cardíaco, abaixar a pressão sanguínea e reduzir a ansiedade associada ao estresse. Uma sensação de calma o invadirá quase instantaneamente e você sentirá que o estresse começará a diminuir.

Seguindo em frente

O tempo que você leva para se preparar mentalmente pode ser inestimável. Se você realmente deseja ser bem-sucedido neste programa, precisa – além de continuar a se exercitar regularmente pelo resto de sua vida – começar a trabalhar de dentro para fora. Domine a conexão mente-corpo. Viva o momento quando estiver se exercitando e se alimentando de maneira saudável. Não se surpreenda se descobrir, no final dos próximos 12 dias, que o programa resultou em mudanças enormes em seu corpo, assim como em todo o seu ponto de vista sobre entrar e se manter em forma. Ter um corpo bonito por toda a vida é sua recompensa máxima e entrará em sua esfera de possibilidades quando você colocar em prática e vivenciar o que aprendeu aqui.

II

Exercícios e dieta de **O milagre da transformação em 12 dias**

CAPÍTULO 4

Como transformar seu corpo em 12 dias

Até agora você provavelmente se exercitou de determinada maneira, ou não se exercitou muito. Ou lhe foi dito para se exercitar de um modo específico para ter o corpo que deseja. Então, onde estão a barriga achatada, as coxas finas e as nádegas bem torneadas que você merece por todos os seus esforços? Se essa queixa parece familiar, sinto lhe dizer que o que você fez – ou não fez – até agora não é o que se precisa para modelar o corpo. Longe disso. Mas é hora de parar de se sentir desencorajado. Estou prestes a partilhar com você os cinco maiores mitos sobre os exercícios comumente ensinados em academias e centros de condicionamento físico, livros e guias de treinamento. As pessoas acreditam nesses mitos e agem segundo eles. Quando você ler pela primeira vez o que tenho a dizer a respeito, achará que estou indo contra tudo o que já fez. Perguntará a si mesmo se sei do que estou falando. (Sei!) Alguns desses mitos foram parte de seus hábitos de exercícios durante tanto tempo que você pode não acreditar que são falsos. Mas se quer ficar com um corpo bonito, deve esquecê-los. É hora de saber quais são, tirá-los da mente e descobrir o que *realmente* funciona para você ter o corpo de seus sonhos.

Mito 1. Exercícios com amplitude total dos movimentos proporcionam uma ótima forma

Para sua informação, *amplitude total do movimento* é o quanto uma articulação e um músculo podem ser dobrados (*flexão*) e esticados (*extensão*). Se você levanta pesos para melhorar seu condicionamento físico geral, seu desempenho nos esportes e sua flexibilidade, a amplitude total é extremamente importante.

Porém, para modelar músculos individuais, *não* é o caminho a seguir. O motivo é que esses exercícios trabalham muitos grupos musculares ao mesmo tempo, criando muito volume, mas não a forma individual dos músculos. Em outras palavras: a amplitude total do movimento lhe dá menos controle sobre sua forma corporal. No lugar dos movimentos mais longos, você praticará exercícios de movimentos curtos. Essa técnica faz uma enorme diferença em sua capacidade de alongar e tornar um músculo mais esbelto. Explicarei melhor mais adiante, neste capítulo.

Mito 2. Core training* faz você perder pneus nos quadris e define seus músculos abdominais

Este é um dos mitos que mais leva as pessoas a fazerem o exercício errado. Hoje você não consegue ir a parte alguma no mundo da boa forma física sem ouvir falar sobre "aulas de core", "fortalecer seu core" ou "core performance". Mas, afinal, o que é isso e por que você precisa de core training?

Para começar, core training deveria se referir a exercícios abdominais simples. Mas hoje o treinamento abdominal se tornou bas-

---

*Treinamento da parte central do corpo. Reforça os músculos das áreas abdominal e lombar, mais conhecido no Brasil como ABS. (N. do T.)

tante enganoso. Muitos preparadores físicos, por exemplo, adoram fazer você se exercitar em uma superfície instável, como uma bola, para fortalecê-lo em seu centro. Na maioria das vezes essa abordagem não funciona. Treinando em superfícies instáveis, você trabalhará mais seus tornozelos.

Sim, você definitivamente deseja modelar, fortalecer e encolher seus músculos abdominais como parte de sua transformação, mas sem exercícios enganosos. Em meu programa, você aprenderá a firmar e achatar seus músculos abdominais com exercícios básicos e movimentos adequados. Além disso, o programa cardiovascular que você seguirá o ajudará a acabar com a gordura localizada em sua cintura.

Mito 3. Para remodelar seu corpo, você deve usar pesos maiores

Ao contrário do que muitas pessoas acreditam, ir para a academia e malhar com pesos maiores nem sempre é o melhor modo de remodelar o corpo. Na verdade, isso pode torná-lo mais volumoso e provavelmente não fará muito pelos pneus nos quadris, ou pela barriga protuberante que não consegue perder.

Você incorporará a este programa uma forma específica de se exercitar que visa remodelar seus músculos – e isso nem sempre significa erguer pesos ou resistências grandes. Você aprenderá um estilo de exercitação totalmente novo e como incorporá-lo à sua rotina. Com a forma adequada de se exercitar, que é fácil de aprender, você obterá os resultados exatos que deseja. Portanto, esqueça a ideia dos pesos maiores – que também aumentam suas chances de lesões – e fique à vontade com a ideia da forma adequada de se exercitar, que é seu passaporte para o corpo de seus sonhos.

Mito 4. Exercitar-se durante mais horas conduz a um corpo melhor e a ótimos resultados

Isso que você está pensando agora é um mito? Como pode ser, dadas as horas que fisiculturistas, modelos, atrizes e outras mulheres em boa forma passam na academia para parecer tão perfeitas? Mas não é verdade! Não é a quantidade de treinamento que conta, mas a qualidade. Sessões de exercícios intensos criados para remodelar os músculos e reesculpir o corpo são o modo de obter o físico desejado.

Por outro lado, o excesso de treinamento (comumente chamado de *sobretreinamento*) pode prejudicar o corpo. É definido como fazer exercícios demais sem deixar o corpo ter um descanso razoável. Exercício é estresse; é por isso que você deve dar aos seus músculos descanso adequado para se recuperarem. Algumas consequências do sobretreinamento são:

- *Dor muscular constante.* É natural acordar com o corpo duro e dolorido após algum treinamento. Mas se essa dor permanecer por mais de 48 horas, é sinal de que você pode ter treinado demais.
- *Síndrome do trauma repetitivo.* O trabalho cardiovascular, em especial, não deve ser realizado todos os dias da semana. As articulações, os ligamentos, os tendões e outros tecidos precisam se recuperar para você não apresentar os sintomas da síndrome do trauma repetitivo, causada por estresse articular suficiente para produzir inflamação crônica. Se você tem problemas nas articulações ou ortopédicos, deve definitivamente praticar formas de exercícios cardiovasculares de menor impacto, como a caminhada.

- *Problemas de sono.* Dormir demais ou de menos e se sentir cansado após uma boa noite de sono também são sinais de sobretreinamento.
- *Problemas do sistema imunológico.* Se você tem tido gripes ou outras infecções além do normal, provavelmente suas defesas estão baixas e um dos motivos disso pode ser o sobretreinamento. Seu corpo está implorando por repouso e, se necessário, levará você ao repouso forçado tornando-o mais suscetível a doenças inoportunas como a gripe.
- *Mau desempenho físico.* O sobretreinamento pode diminuir sua força e resistência física, fazendo-o se sentir menos motivado a se exercitar.
- *Reações psicológicas.* Sentir-se cansado, entediado, deprimido, irritável ou zangado também podem ser sinais de sobretreinamento, desde que outros fatores tenham sido descartados.

O programa que você seguirá em *O milagre da transformação em 12 dias* pode ajudá-lo a evitar o sobretreinamento – mas com um aviso importante. Você deve abastecer seu corpo nutrindo-o bem e não cortar calorias ou recorrer a dietas radicais, caso contrário poderá sofrer consequências ainda piores do sobretreinamento. Dietas muito restritivas também não ajudam seu metabolismo. Quando você as segue, seu metabolismo considera até um corte moderado de calorias um sinal de fome iminente, e seu corpo começa a armazenar gordura para o caso de essa "fome" durar indefinidamente. Embora você esteja consumindo menos alimento, o corpo começa a metabolizá-lo mais devagar – queimando menos para obter energia e armazenando mais gordura como um mecanismo de sobrevivência. Isso significa que você pode não emagrecer. Na verdade, é bem possível que uma dieta radical o faça engordar. Seguir as recomendações nutricionais para seu tipo físico acelerará seu metabolismo, evitará as ciladas do sobretreinamento e o ajudará a se sentir ótimo. Essas recomendações são apresentadas no Capítulo 8.

Mito 5. Sem dor não há ganho

O mantra *Sem dor não há ganho* é um mito! Você *vai* se beneficiar de um programa de exercícios moderados sem dor e sensato como o que recomendo em *O milagre da transformação em 12 dias* – e acabar com a gordura corporal. É certo que se exercitar exige um pouco de esforço, mas não deve causar dor nem desconforto. Na verdade, se você sentir muita dor, seu corpo está lhe dizendo para parar de se exercitar, e é melhor prestar atenção a esse alerta. Se continuar a sentir dor durante um exercício, pare e só continue depois que ela cessar. A dor muscular depois do exercício é totalmente diferente. Em geral, indica que você não está se aquecendo o bastante, e está malhando com muita intensidade ou durante um tempo longo demais. Os músculos doloridos não devem desanimá-lo nem fazê-lo parar de se exercitar, mas forçá-lo a reduzir o ritmo. Um modo de minimizar a dor muscular é se aquecer antes do exercício e relaxar e se alongar após o término.

Uma observação especial sobre a parte cardiovascular desse plano: a possibilidade de lesão é muito menor com o programa cardiovascular que eu recomendo, porque os exercícios são de baixo impacto e menos intensos que outros tipos de exercícios cardiovasculares. Em geral este programa não produz lesões nas canelas, nas panturrilhas, na região lombar, nos tornozelos e nos joelhos, frequentemente causadas por movimentos repetitivos de alto impacto. É muito mais provável que você incorpore o exercício ao seu estilo de vida se souber que não vai sofrer lesões dolorosas.

12 DIAS PARA MELHORAR A SAÚDE

Há provas cientificamente documentadas das notáveis mudanças que ocorrem no corpo apenas em 12 dias com os exercícios e o programa de dieta adequados.

Redução dos fatores de risco cardíaco	Pesquisadores do St. Helena Hospital, em Deer Park, na Califórnia, submeteram 500 homens e mulheres a uma dieta vegetariana de baixa gordura durante 12 dias. Após esse curto período experimental, os fatores de risco cardíaco foram muito reduzidos. Em média, o colesterol total dos participantes caiu 11% e a pressão sanguínea, 6%. Eles também perderam peso. Os pesquisadores concluíram que dieta vegetariana de baixa gordura, combinada com exercícios, abaixa o colesterol e a pressão sanguínea. Embora minhas dietas de transformação não sejam estritamente vegetarianas, quando você consome muitos alimentos de origem vegetal se torna mais ativo. Portanto, isso pode reduzir os fatores de risco cardíaco.
Melhora da reação à insulina	Em um estudo conduzido pela First Medical Faculty, Charles University, em Praga, um grupo de mulheres obesas apresentou uma redução na insulinemia após apenas 12 dias sob uma dieta de emagrecimento e um programa de exercícios leves a moderados. A insulinemia é uma concentração anormalmente grande de insulina no sangue. Embora tenha muitas funções importantes no corpo, a insulina é um hormônio que forma gordura e seu excesso no sangue implica na obesidade.
Aumento da capacidade respiratória	Pesquisadores da University of Texas submeteram 59 pacientes com doença pulmonar obstrutiva crônica (DPOC) a um programa de 30 a 40 minutos de exercícios aeróbicos duas vezes por dia. Após apenas 12 dias, o consumo máximo de oxigênio aumentou significativamente. Esse consumo mede o quão bem você pode usar o oxigênio ao se exercitar. Um nível maior de condicionamento aeróbico foi demonstrado em outros indicadores.

Conceitos-chave do sucesso: os princípios do milagre da transformação

Sei que você está tentando enrijecer certas áreas de seu corpo, perder gordura e ficar com uma forma invejável que nunca sairá de moda. Posso ouvi-lo! Se seu corpo está flácido e fora de forma, precisa desafiar mais seus músculos – e é exatamente isso que fará seguindo este programa. Eis os princípios-chave básicos de *O milagre da transformação em 12 dias*. Por favor, leia esta parte cuidadosamente e tenha em mente os seguintes princípios ao se exercitar.

Princípio 1. Usar resistência especificamente aplicada

Em geral, o *treinamento de resistência* é uma forma de exercício que submete um músculo ou grupo de músculos a estresse adicional para forçá-lo a se contrair. Ajuda a frear a perda de massa muscular que ocorre com o envelhecimento e é o modo mais eficaz de desenvolver músculos lisos e firmes em todo o corpo.

Ao treinar meus clientes, utilizo a técnica *resistência especificamente aplicada*. Isso significa que você aplica resistência fornecida por extensores elásticos ou pesos (como halteres e pesos nos tornozelos) a áreas específicas do corpo para tonificar, firmar, erguer ou modelar tais áreas. Isola músculos bem específicos – e, frequentemente, pequenos – para realizar uma mudança muito particular neles, ao contrário do que ocorre com rotinas gerais de levantamento de peso que trabalham muitos grupos musculares ao mesmo tempo, tornando mais difícil controlar a forma individual dos músculos. Sua rotina usa técnicas de resistência especificamente aplicadas, junto a movimentos de amplitude curta para lhe dar o máximo de controle sobre a forma corporal. Assim, você pode obter os resultados exatos que deseja.

Você pode dominar este princípio de três modos. Primeiro, familiarize-se com suas ferramentas de treinamento, inclusive extensores elásticos, halteres e pesos. Essas ferramentas têm o enorme poder de modelar músculos e são extremamente versáteis. Podem substituir uma academia rica em aparelhos! Em segundo lugar, preste atenção às instruções do exercício, particularmente à posição de seu corpo. A posição correta submete a estresse exatamente o músculo-alvo. Finalmente, concentre-se no músculo que está tentando remodelar e em como quer reesculpir seu corpo. Não se distraia.

Princípio 2. Manipular a resistência

A quantidade de resistência que você aplica a um músculo ou parte do corpo faz muita diferença em sua forma final. Veja do que estou falando com mais alguns detalhes.

- *Se você quer afinar ou alongar uma área específica*: Diminua a resistência que usa reduzindo a força de seus extensores elásticos ou o peso que está utilizando, e aumente o número de repetições. Exemplo: em vez de fazer 10 a 12 repetições de um determinado exercício usando resistência média, faça 15 a 18 repetições com uma resistência mais leve. Menos resistência/mais repetição tende a lhe dar músculos mais longos e enxutos em vez de mais largos e desenvolvidos.
- *Se você deseja desenvolver e aumentar o tamanho de uma área:* Aumente a resistência ampliando a força de seus extensores elásticos ou o peso que está utilizando, e reduza o número de repetições. Exemplo: em vez de fazer 12 a 15 repetições de um determinado exercício usando resistência leve, faça 8 a 10 repetições com uma resistência média. Mais resistência/menos repetição tende a aumentar o tamanho geral do músculo e a acrescentar massa a uma área. O tamanho do músculo

pode ser aumentado onde você precisa de curvas extras. Contudo, você tem de condicionar seu corpo a lidar com um peso maior. Para isso, comece com resistência leve e depois passe para a mais pesada.

- *Se você quer enrijecer, erguer e firmar uma área:* Eleve a intensidade aumentando a velocidade com que faz o movimento. Aumente o número de séries e diminua o tempo de descanso entre elas.
- *Se você quer desenvolver simetria:* O termo *simetria* se refere à proporção, à forma e ao equilíbrio dos músculos nos dois lados do corpo. Aumente equilibradamente as repetições, as séries e a resistência nos lados direito e esquerdo. Por exemplo, não se force a fazer dez repetições com um braço se você só consegue fazer oito com o outro. Deixe seu lado mais fraco se igualar ao mais forte antes de ir em frente.

Princípio 3. Incluir exercícios com movimentos de amplitude curta

A maioria dos exercícios que você fará em sua rotina individual envolve movimentos de amplitude curta. Em outras palavras, você não seguirá todo o caminho do movimento, da flexão à extensão; na maioria dos casos, parará antes da extensão total. Esta técnica lhe permite atingir áreas específicas do corpo, forçando músculos individuais a se contraírem. *Quando um músculo se contrai, toma forma.* Portanto, esta técnica ajuda a modelar o músculo.

Recentemente, treinei uma celebridade do sexo feminino que fazia lunges* enlouquecidamente para afinar quadris e coxas. Coloquei um ponto final nisso de imediato, porque esse exercício, na

---

*Exercício completo para as coxas, executado com halteres. É mais conhecido no Brasil como exercícios de avanço. (N. do E.)

verdade, avoluma as coxas e nádegas. É isso mesmo! Aposto que, se você é como a maioria das mulheres, acha que o lunge é um modo de ficar com as nádegas pequenas e firmes. Não é. Nunca vi um fisiculturista que participa de competições fazer avanços – eles são exercícios ineficientes. Pedi que essa celebridade fizesse exercícios de amplitude bastante curta para as coxas e nádegas, e ela conseguiu firmar e reduzir a parte inferior de seu corpo. Um desses exercícios consistia em um movimento popular chamado de extensão de perna. Ela aprendeu a fazer o movimento com uma amplitude curta para dar às suas coxas um contorno mais esguio, com definição, e não volume. Isso também ajudou a firmar uma área flácida sobre os joelhos e tonificou e definiu a parte lateral das coxas. Se ela tivesse continuado a fazer lunges, seu corpo teria ficado totalmente desequilibrado e desproporcional.

Outra área em que os exercícios com movimentos de amplitude curta funcionam bem é a abdominal. Ao trabalhar os músculos abdominais, muitas pessoas tendem a usar, sem querer, outros músculos, como os flexores do quadril (localizados na frente da pélvis e que ligam as vértebras inferiores ao fêmur), para completar os exercícios. Isso tira a atenção delas dos músculos abdominais e é contrário a todo o objetivo do treinamento abdominal. Para esculpir seus músculos abdominais, você os isolará totalmente fazendo um movimento de amplitude curta e os contraindo com força enquanto move o corpo com a amplitude de não mais de 10 a 15 centímetros. O trabalho abdominal é um exemplo perfeito de como os exercícios com movimentos de amplitude curta, como o abdominal e o abdominal reverso, podem ajudar você a enrijecer a cintura.

Não deixe ninguém dizer-lhe o contrário: os exercícios com movimentos de amplitude curta são seguros para o corpo (desde que você os faça corretamente). Afinal de contas, a maioria das atividades diárias normais não exige amplitude total dos movimentos das articulações.

Portanto, essa forma de exercício não só remodela o corpo como também torna você mais forte e apto a fazer o que faz todos os dias. Ao ler *O milagre da transformação em 12 dias*, você aprenderá que pode mudar a aparência de seu corpo mudando a amplitude de seus movimentos e sua dieta, e seguindo o meu programa cardiovascular.

Princípio 4. Trabalhar um músculo de vários ângulos

O corpo tem mais de 430 músculos esqueléticos que movem os ossos. Esses músculos, de muitos tipos, têm vários tamanhos e funções. Geralmente cada músculo começa em um osso – o ponto de origem – e termina em outro – o ponto de inserção. Quando você contrai um músculo, esses pontos de ligação são unidos. O músculo esquelético é composto de milhares de fibras musculares cilíndricas que frequentemente percorrem todo o caminho da origem à inserção. As fibras são unidas por tecido conjuntivo no qual passam vasos sanguíneos e nervos.

Como o ponto de origem de um músculo às vezes pode diferir em tamanho de seu ponto de inserção, treinar músculos de vários ângulos pode influir muito em sua forma. Além disso, alguns grupos de músculos, como os das costas e coxas, são compostos de músculos individuais menores com fibras que seguem em direções diferentes.

Entender os fundamentos dos pontos de origem e inserção e da constituição dos músculos certamente pode aprimorar os exercícios. Mas, infelizmente, um exame profundo da anatomia muscular tomaria muito tempo aqui. Em vez disso, você precisa saber como analisar seus próprios pontos problemáticos e trabalhar seus músculos com exercícios e ângulos diferentes para otimizar seus esforços de transformação. Você obterá essas mini-instruções quando chegarmos ao Capítulo 6, no qual aprenderá a criar e personalizar um exercício de acordo com suas necessidades de transformação únicas.

Por enquanto, apenas tenha em mente que, para remodelar o corpo, é importante desafiar os músculos sob diversos ângulos. Assim, você traz mais fibra muscular para o exercício e, desta maneira, fica com forma e tônus melhores.

Deixe-me dar-lhe um rápido exemplo antes de irmos em frente – as coxas. Cada coxa tem três conjuntos de músculos: o tendão do jarrete, na parte posterior; o quadríceps, na frente; e os músculos adutores, dentro. Quando você olhar criticamente para suas coxas, talvez note que a parte interna delas não tem forma e nem firmeza. Você pode corrigir essa falha concentrando seu esforço de transformação nessa área de modo a firmar e tonificar as coxas para que pareçam mais longas e esguias. Usando um extensor elástico especial, você precisa apenas apontar os dedos dos pés para fora em um ângulo de 45 graus, enquanto faz o movimento. Algo simples como mudar sua posição ou postura corporal lhe permite atingir esse músculo do ângulo apropriado. Você ficará surpreso com o quão rapidamente a parte interna de suas coxas começará a ficar com uma aparência mais firme e atraente. Irei ensinar a você muitos truques como esse, pouco conhecidos, para que você atinja seus músculos de ângulos diferentes e lhe dê a forma que deseja.

Princípio 5. Escolher exercícios específicos para o corpo

A vantagem deste programa de exercícios, comparado com outros, é que este é personalizado para seu corpo. Por exemplo, digamos que você precisa afinar coxas e nádegas. Então escolhe exercícios específicos para esses pontos problemáticos, junto a exercícios cardiovasculares para queimar gordura e tornar todo o corpo mais esguio. Mas com *O milagre da transformação em 12 dias,* também inclui exercícios para desenvolver seus ombros a fim de compensar a parte inferior de seu corpo mais larga e melhorar seus contornos.

Acrescenta um pouco aqui, tira um pouco ali e logo surge uma forma mais equilibrada. Assim, seus grupos fora de forma obtêm atenção extra. Pontos moles são firmados. Centímetros são somados e subtraídos. Nenhuma parte do corpo é pouco ou demasiadamente desenvolvida à custa de outras partes. Simplesmente se concentre nos músculos dessas áreas e os desafie com os exercícios que escolheu. Essa abordagem pode transformar seu corpo de maneiras que você nunca achou que fossem possíveis – reduzindo a gordura corporal e melhorando as proporções, o tônus e o desenvolvimento muscular.

Princípio 6. Praticar a Respiração Abdominal

Um dos aspectos mais negligenciados e relativamente desconhecidos de muitos programas de exercícios é a respiração. Importante para o sucesso, a respiração correta:

- Fornece o oxigênio de que os músculos precisam para alcançar níveis máximos de desempenho e queimar gordura. Se você adquirir o hábito de oxigenar seu corpo, ficará mais magro e em melhor forma, e com mais energia e vigor do que se sentia havia anos.
- Ajuda a estabelecer a conexão mente-corpo (veja Capítulo 3) que torna a respiração um hábito consciente, e a manter o foco no músculo-alvo. Se você se concentrar em sua respiração, não terá a atenção de seus exercícios facilmente desviada.
- Ajuda a evitar lesões durante a parte de contração do exercício. Se você prender a respiração, particularmente ao contrair um músculo, poderá desencadear o que é conhecido como o *efeito Valsalva* – um nome técnico para a pressão que aumenta dentro do corpo quando você prende a respiração. Esse efeito é potencialmente perigoso porque pode impedir que o sangue entre e saia de seu cérebro, fazendo você perder

a consciência ou, pior ainda, sofrer um aneurisma ou acidente vascular encefálico (AVE).
- É um modo eficaz de administrar o estresse. Geralmente praticamos a respiração rasa na parte superior do tronco quando estamos ansiosos e sob estresse, mas não temos de respirar assim. Usar minha técnica de respiração pode acalmar o corpo rapidamente. Talvez você não possa controlar todas as emoções negativas que o invadem, ou as situações que as provocam, mas *pode* controlar o modo de respirar.

O tipo específico de respiração que endosso se baseia no ioga. Nele, a respiração é usada para acalmar a mente e aumentar a autoconsciência. Combinada com exercícios, ajuda a queimar a gordura corporal, acelerando o ritmo da perda de peso. Eis como funciona:

- *Passo 1*. Respire profundamente pelo nariz, enchendo de ar a parte inferior do abdome. O que deve subir quando você inspirar é o abdome, não o peito. Observação: se sua barriga não subir, você está respirando a partir da parte superior do tronco e, consequentemente, obtendo menos oxigênio.
- *Passo 2*. Expire pela boca, empurrando o ar para fora contraindo os músculos do estômago. Ao fazer isso, seu abdome deve descer. O ar entrará e sairá facilmente, com um fluxo respiratório lento e constante. Observe um bebê ou animal respirando e você verá que é exatamente isso que eles fazem. A respiração da maioria dos adultos não é profunda o suficiente. Este método de respiração é muito importante para o verdadeiro relaxamento e estabelecimento da conexão mente-corpo, essencial para você alcançar seus objetivos. Respire profundamente dessa forma e, pouco a pouco, relaxe o corpo, começando pelos pés e subindo até o alto da cabeça.

Quando você incluir a Respiração Abdominal em sua rotina de exercícios cardiovasculares, ficará feliz em ver seu corpo perder quilos e gramas constantemente. A princípio, terá de se concentrar em dominar esta técnica, mas com o correr do tempo e a prática continuada isso se tornará um hábito bom para você.

> **RESPIRE PARA ACABAR COM O ESTRESSE**
>
> Pratique a Respiração Abdominal várias vezes antes de dormir, à noite, ou como um exercício para enrijecer e tonificar o estômago. Esse padrão respiratório produzirá uma sensação de calma e fortalecerá a conexão mente-corpo. Você se sentirá revigorado e energizado, e também experimentará um maior alívio do estresse, além de sentir paz interior.

Princípio 7. Repousar o corpo para mudar de forma

Você *não* se exercitará todos os dias neste programa de 12 dias. Ao se exercitar para mudar e remodelar seu corpo, o descanso é essencial. O corpo se restabelece nos períodos de descanso. Se você se permite ficar extremamente fatigado, ou exige demais de seu corpo no treinamento de resistência ou cardiovascular, pode romper tecido muscular e pôr seu corpo em um estado de estresse. Obviamente, isso é contraproducente para seu objetivo de remodelá-lo.

Logo depois que você exercita um músculo, as atividades bioquímicas nele são ativadas, iniciando processos que levam à firmeza, ao remodelamento e ao desenvolvimento geral do músculo. As próprias fibras musculares são de certo modo danificadas. Mas, com nutrição e descanso adequado, o corpo repara o dano causado pelo exercício e o compensa firmando e desenvolvendo um pouco mais o tecido muscular. O resultado é uma mudança positiva nos músculos – suficiente para criar uma diferença visual. Contudo, se você interrompe esse processo antes que seja terminado, paralisa seu progresso. A regra geral é ter no mínimo 72 horas de descanso antes de voltar a treinar o mesmo músculo ou grupo muscular. Seus músculos abdominais são uma exceção – podem ser exercitados quatro vezes por semana se precisarem de mais tonificação.

Tenha em mente que seu corpo mudará mais rápido se você repousar! Este programa é generoso com o tempo de recuperação, para que você possa maximizar seu progresso. Quando começar a ver que sua aparência está ótima, concordará que menos é realmente mais.

CAPÍTULO 5

Prepare-se para os próximos 12 dias

Antes de seus 12 dias realmente começarem, eis algumas preparações finais que gostaria que você fizesse. Considere este capítulo como um incentivo, para sincronizar a mente e o corpo e preparar terreno para o sucesso. Neste capítulo você reunirá tudo de que precisa para começar a mudar sua forma corporal. É importante se certificar de que completou o Questionário de Identificação no Capítulo 2 para conhecer seu tipo físico.

Torne-se um artista com seu próprio corpo

Isto é crucial: agora que você conhece seu tipo físico, deve dar um passo adiante – olhar crítica e honestamente para seu corpo. Então tire algumas fotos de "antes". Não entre em pânico. Ninguém tem de vê-las além de você, e são uma ferramenta importante para mantê-lo concentrado em seu resultado final. Tire essas fotos. Em 12 dias, sua forma corporal *mudará,* e você desejará ver e quantificar a diferença. Depois, se decidir continuar usando meus métodos – e espero que faça isso –, permanecerá supermotivado a prosseguir em seu caminho.

Gostaria que você tirasse três fotos de si mesmo: uma de frente, uma de lado e uma de costas. (Você pode precisar de um tripé, ou pedir ajuda a um amigo em quem confie.) É importante ver o máximo possível do próprio corpo, por isso use traje de banho e, se for mulher, preferivelmente de duas peças. Você pode usar uma câmera digital ou Polaroid, se não se sentir à vontade com outras pessoas vendo suas fotos. Seria ótimo usar uma copiadora colorida ou seu computador para ampliar essas fotos e depois imprimi-las em papel comum para poder desenhar sobre elas.

A seguir, pegue uma caneta de cor escura ou marcador de texto para realçar as áreas, nas fotos, que você gostaria de remodelar.

Comece pela parte superior do corpo, circulando as áreas que quer mudar e anotando o que gostaria de fazer. Por exemplo:

- Olhe para seus ombros.
  Estão caídos? Aprume-os.
  E quanto à sua postura? Está curvada? Endireite-a.

- Olhe para seus braços.
  Estão firmes ou há carne flácida atrás? Se houver, elimine-a.

- Agora olhe para seu peito.
  Está ossudo ou côncavo? Erga-o.
  Há muita gordura pendurada em seu braço? Elimine-a.
  Qual é a aparência de seus seios? Estão firmes e erguidos como você gostaria? Se não estiverem, marque.

- E quanto ao abdome?
  Sua barriga está muito flácida? Delineie a área que gostaria de reduzir.
  Você tem pneus nos quadris? Remova-os.

- Finalmente, como está a parte inferior de seu corpo?
  Suas nádegas estão caídas? Erga-as.
  Estão muito grandes? Reduza-as.

- E as coxas e os tendões do jarrete?
  Estão moles e grandes demais ou finos e sem firmeza? Use sua caneta para delinear as mudanças que deseja.

- E suas panturrilhas?
  Estão precisando de mais contorno? Dê-lhes.

Outro truque para ajudá-lo a visualizar o corpo ideal é encontrar uma foto em uma revista de algum modelo ou celebridade que tenha o que você considera um ótimo corpo. Use-a para ajudá-lo a decidir que áreas marcar em suas fotos e, depois, como uma referência diária. Isso o ajudará em seus exercícios de visualização.

As fotos representam seu corpo ideal, e você *pode* tê-lo. Esse programa lhe fornece as ferramentas para isso, e agora você tem a imagem bastante clara do que deseja. Quanto mais perto chegar de seu objetivo, mais as fotos o ajudarão.

Meça-se

Com uma fita métrica comum, tire a medida da circunferência de áreas-chave do corpo, especificamente o abdome, as coxas e os quadris. Assim, poderá ver os centímetros desaparecendo quando usar as técnicas de exercícios e dieta deste livro.

Para começar, meça:

- Sua cintura à altura do umbigo.
- A linha de seus ombros, do final do ombro esquerdo ao final do direito.
- Seu peito, ao redor do busto, do lado esquerdo para o direito.
- Suas coxas, nos pontos mais largos.
- Seus quadris, nos pontos mais largos.
- Suas panturrilhas, nos pontos mais largos.
- Seus braços, nos pontos mais largos.

Fique em pé com os pés afastados e o abdome relaxado. Não tire as medidas usando roupas. A fita métrica deve ficar em contato com a pele sem apertá-la.

Anote os números em um caderno e veja-os mudando para melhor quando começar a mudar sua forma física.

Avalie seu corpo dessa maneira pelo menos duas vezes – ao iniciar o programa e após os 12 dias.

Além disso, pese-se antes de iniciar o programa, depois dos 12 dias e a cada seis dias (não diariamente!), enquanto continua a tentar alcançar seus objetivos de transformação. Sempre se pese à mesma hora (porque o peso oscila durante todo o dia por causa de muitos fatores, como o consumo de alimentos e a retenção de líquido) na mesma balança, porque as calibrações das balanças diferem e cada uma delas marcará um peso um pouco diferente. Todas essas avaliações são importantes e fornecem o referencial para você avaliar seu progresso na direção de um corpo mais firme e com melhor forma.

Cheque seus sinais vitais

Se for a primeira vez que você inicia um programa de treinamento de resistência, meça a pressão sanguínea para afastar qualquer possibilidade de hipertensão; se tiver pressão sanguínea alta, é importante mantê-la sob controle, porque o treinamento de resistência pode aumentá-la. Se você não controlá-la, poderá comprometer a saúde. Não confie na sorte; procure seu médico para medir sua pressão sanguínea.

Em geral, a pressão sistólica normal é inferior a 12 e a diastólica inferior a 8, ou inferior a 12 x 8. Embora você possa não apresentar nenhum sintoma, a hipertensão não controlada pode colocá-lo em grave perigo. Quando sua pressão está acima do normal, corre-se mais risco de enfarte ou AVE. Cada 2 pontos de aumento na pressão sistólica (o número maior) ou de 1 ponto na pressão diastólica (o número menor) dobra seu risco de enfarte ou derrame.

Embora a pressão sanguínea alta não tenha cura, pode ser controlada. Converse com seu médico sobre mudanças em seu estilo de vida, como dieta e exercícios, assim como medicamentos que possam ajudar a baixá-la. Seguir o regime indicado por seu médico é o melhor modo de manter sua pressão sob controle.

Tomar remédios para a hipertensão também pode acarretar em risco de hipotensão. A maioria dos especialistas considera a pressão sistólica inferior a 9 ou diastólica inferior a 6 mais baixa que o normal. A hipotensão é preocupante porque indica um problema oculto, particularmente quando a pressão cai subitamente. Além disso, a hipotensão é um problema de saúde perigoso, que priva o cérebro e outros órgãos vitais de nutrientes e oxigênio. Se você está fazendo uso de medicamentos para a pressão, consulte seu médico especialmente para seguir este programa. Ele deverá monitorar cuidadosamente sua pressão sanguínea e ajustar a medicação quando necessário.

Ao seguir este programa, certifique-se de que não tem problemas de saúde pré-existentes como hipoglicemia ou diabetes, ou usa medicamentos como inibidores da enzima da conversão da angiotensina (IECAs), que podem causar tontura ou vertigens durante um exercício. Sempre consulte seu médico antes de iniciar qualquer programa de exercícios. Para mais informações sobre problemas de saúde que podem influir nos exercícios e no emagrecimento, veja o apêndice A.

Reúna seu equipamento para se exercitar

As rotinas neste livro requerem equipamento muito básico e barato. Halteres – também conhecidos como pesos livres – são melhores para firmar e fortalecer músculos no menor tempo possível. Um halter é uma barra curta com ferro ou pratos de vinil cheios de areia em cada extremidade. Os exercícios com halteres trabalham grupos musculares e são ótimos para isolar e definir músculos específicos. É uma boa ideia tê-los de vários tamanhos ou pesos. Lembre-se de que você não precisa de pesos muito grandes para firmar, tonificar ou até desenvolver músculos. Recomendo que tenha um conjunto de halteres de 1; 1,5; 2,5; 4 e 4,5 quilos.

A maioria das mulheres deve começar com pesos bem leves, porque elas não têm a mesma força que os homens e podem sofrer lesões. Na verdade, se você está fraco ou é mais velho, um halter de meio quilo pode ser o suficiente para certos exercícios.

Além dos halteres, compre extensores elásticos – as ferramentas de transformação mais eficazes já criadas. Eles são tubos de borracha flexível com pegadores nas extremidades, para ficarem mais confortáveis e fáceis de usar. Sua elasticidade permite que você aplique resistência controlada e remodele o músculo exatamente onde deseja. É possível usar esses elásticos para trabalhar quase todos os grupos musculares, inclusive tríceps, bíceps, peito, costas, ombros, coxas, tendões do jarrete, abdominais e muitos outros. São oferecidos em vários níveis de dificuldade, determinados por sua elasticidade e cor.

Você pode ter dois ou três extensores elásticos para aumentar sua resistência. Ótimos para tonificar e remodelar, são uma ferramenta de treinamento conveniente se você viaja com muita frequência.

Compre também alguns pesos para tornozelos, de 0,5, 1 e 1,5 quilo, e de 2 ou 2,5 quilos. São flexíveis e servem para desafiá-lo um pouco mais nos exercícios. Os pesos para tornozelos esculpem os músculos das pernas, permitem muitas variações de exercícios e os músculos reagem mais rapidamente a elas. Comece com pesos mais leves. Se você nunca se exercitou ou está fraco, comece com os de 0,5 quilo.

Os colchonetes são indispensáveis. Nos exercícios abdominais e alongamentos, protegem você do chão duro. Inclua em seu equipamento uma cadeira firme e estável.

Com essas ferramentas, você praticamente monta sua própria academia doméstica. Exercitar-se no conforto de seu lar é conveniente. Evita que você perca tempo indo e voltando da academia e lhe permite adaptar melhor os exercícios ao seu horário. Além disso, o fator privacidade agrada a muitas mulheres. Se você não gosta de sua aparência em roupas de ginástica, poderá se exercitar longe dos olhares alheios e se concentrar em remodelar o corpo sem se sentir inibida.

Monte sua academia doméstica em uma sala bem espaçosa. Um cômodo cheio demais é desconfortável para praticar exercícios e pode causar tropeções.

A sala de exercícios também deve ser bem ventilada. Se o ar-condicionado não proporcionar circulação suficiente do ar, use um ventilador. A temperatura ideal para se exercitar é entre 15 e 27°.

Se possível, ponha alguns espelhos na sala para ajudá-lo a checar sua técnica de exercício. Embora possa considerar o espelho seu pior inimigo, quando se trata de mudar o corpo ele pode ser seu melhor amigo, permitindo-lhe ver onde o músculo está sendo contraído e, em última análise, modelado. Esse feedback imediato é encorajador.

Talvez o mais importante seja se exercitar em uma sala onde você goste de estar. Muitas pessoas cometem o erro de escolher um canto escuro da garagem ou um porão que parece uma masmorra. Psicologicamente, você não sente vontade de estar ali. Faça tudo que puder para maximizar sua motivação.

Com uma simples academia doméstica, você pode se exercitar a qualquer hora e obter enormes resultados. Por exemplo, halteres, extensores elásticos e pesos para tornozelos o ajudarão a:

- Reesculpir seu corpo.
- Criar massa magra. Músculos firmes e fortes são metabolicamente ativos. Isso significa que podem queimar gordura mais eficientemente, mesmo em repouso.
- Eliminar as ondulações de gordura e os furinhos na pele conhecidos como celulite, melhorando dessa forma o tônus da pele em geral.
- Tirar centímetros de seu corpo.

Quando seu corpo perder gordura e ganhar firmeza em *O milagre da transformação em 12 dias*, não demorará muito para você ver curvas mais definidas. Você começará a se sentir melhor e mais confiante em suas roupas e a ter mais energia.

COMECE HIDRATANDO SUA PELE DIARIAMENTE

Quando seu corpo muda rapidamente, como mudará neste programa, sua pele pode perder um pouco de elasticidade enquanto você começa a progredir em sua transformação. Quem deseja isso, justamente quando se está começando a se alimentar e exercitar direito para parecer e se sentir melhor? Felizmente, isto pode ser evitado hidratando o corpo inteiro todos os dias.

O momento mais adequado é depois do banho, porque a pele absorve melhor o hidratante quando está quente e úmida. Torne essa hidratação um ritual diário, embora não tenha de limitá-la a apenas uma vez por dia. Hidrate a pele sempre que estiver ressecada. Hidratação nunca é demais.

Que tipo de hidratante você deve usar? Recomendo os que sejam à base de manteiga de cacau. Um importante emoliente usado em loções para a pele e cosméticos, a manteiga de cacau é *oclusiva*, o que significa que hidrata formando uma barreira protetora sobre a pele que impede a perda de umidade. Os óleos emolientes, que dão à manteiga de cacau sua propriedade emoliente e hidratante, provêm da semente do cacau. Também é rica em antioxidantes que protegem a pele e inúmeros nutrientes, como cálcio, potássio e ferro.

Não se preocupe se você não puder pagar pelo melhor produto. A manteiga de cacau é barata, portanto não é preciso comprar o frasco de hidratante mais caro ou bonito. Antes de pensar em gastar uma fortuna, saiba que a maioria dos produtos à base de manteiga de cacau dará conta do recado. Mas não deixe de ler os rótulos. Quanto mais no topo a manteiga de cacau estiver na lista de ingredientes, mais dela o produto provavelmente contém.

Tenho 57 anos e hidrato bastante minha pele todos os dias com uma fórmula à base de manteiga de cacau. Ela parece muito jovem, firme e lisa para minha idade. Não tenho estrias, embora minha pele tenha sido sujeita aos altos e baixos do ganho muscular, devido à minha antiga carreira de fisiculturista. A manteiga de cacau ajuda a evitar estrias e é o motivo pelo qual minha pele tem tanta elasticidade. Também combate as rugas. O processo constante de hidratar a pele a faz parecer jovem, elástica e lisa.

Mais uma dica: se sua pele for muito seca, experimente acrescentar um pouco de óleo de linhaça – ou o que seu médico recomende – à sua dieta.

Prepare sua recompensa

Há uma última coisa que você deve fazer. Por cumprir os 12 primeiros dias deste programa, ofereça-se uma recompensa (não relacionada com comida). Algo realmente bom, que você realmente queira. Por isso, saia e compre algo que celebre a mudança de sua forma no fim dos 12 dias. Talvez sua recompensa seja uma roupa nova, ou o mimo de um dia em um *spa*, ou uma transformação, se você for mulher, uma farra de compras ou um novo corte de cabelo. Seja o que for, você merece.

Visão geral dos 12 dias

Considere esta parte uma apresentação prévia das atrações futuras. Quero que você saiba o que vai acontecer para ver o quanto este programa é fácil e possível. Esta parte é ao mesmo tempo seu calendário, mapa e plano de jogo. Diz-lhe exatamente o que fará e quais serão suas prioridades nos próximos 12 dias. Saber o que esperar ajudará você a se equipar e a ter o poder de ser bem-sucedido. Apenas continue a acreditar em si mesmo e neste programa, e a cada dia chegará mais perto de melhorar a forma de seu corpo.

Dia 1. No primeiro dia, você começará a seguir o plano alimentar para seu tipo físico. Aprenderá a fazer várias refeições por dia e a acelerar seu metabolismo com esse modo de se alimentar. Hoje também é o primeiro dia de seu exercício para mudar de forma, em que trabalhará a parte inferior do seu corpo e o abdome. Comece a rotina que personalizou de acordo com seu tipo físico (veja o Capítulo 6). Também planeje fazer de 45 minutos a 1 hora de exercícios cardiovasculares, dependendo das recomendações para seu nível de condicionamento. Sua mente cria sua realidade. Mantenha a imagem de seu novo corpo no primeiro plano de sua mente.

Dia 2. Continue a seguir a dieta específica para seu tipo físico, de modo a torná-la uma maneira natural de se alimentar. Hoje você fará seu segundo exercício, para a parte superior do corpo, além de exercício cardiovascular. Deve se lembrar de que está trabalhando em uma obra de arte, de pôr sua atenção onde é necessária e de se certificar de que o que está fazendo por essas áreas particulares é eficaz. Permaneça concentrado. Reveja suas fotos. A cada dia, você dá um importante passo para o corpo de seus sonhos.

Dia 3. Não faça nenhum treinamento de resistência hoje! Seu terceiro dia é de descanso. Repousar é essencial para o remodelamento físico, porque é durante os períodos de descanso que os músculos mudam de forma. Se você não repousar, estressará seus músculos, desacelerará seu progresso e, pior ainda, sofrerá lesões. Não se surpreenda se já começar a se sentir mais leve e com mais energia. Seu metabolismo está passando por um processo de mudança. Algumas pessoas chegam a perder alguns quilos nos primeiros dias. Não se esqueça de beber a quantidade recomendada de água durante o dia. Isso ajudará a manter seu metabolismo acelerado. Faça afirmações positivas para se manter concentrado e motivado. Exemplos: *Eu tenho o poder de mudar meu corpo. Posso sentir meu corpo mudando. Tudo de que preciso para ter o corpo de meus sonhos está dentro de mim. Tenho um corpo bonito e saudável. Aguardo ansiosamente cada dia deste programa para sentir como meu corpo está mudando.*

Dia 4. Hoje você retomará sua rotina de treinamento de resistência, trabalhando novamente nas áreas inferior e superior de seu corpo, além de fazer exercícios cardiovasculares. Para evitar que as refeições se tornem tediosas, experimente prepará-las de modos novos. Para reforço diário, faça uma lista de todos os aspectos positivos de seu programa de nutrição e exercícios. Ponha-a no espelho do banheiro para que seja a primeira coisa a ser vista por você todas as manhãs.

Dia 5. Prepare-se mentalmente para o exercício de hoje, cujo alvo é a parte superior do corpo. Quando você tira suas roupas de trabalho e veste as de ginástica, também muda simbolicamente sua *persona* física, como Diana Prince se transformando na Mulher Maravilha. Você não é uma mulher comum; é uma mulher que possui beleza, força e muitas habilidades. Transforme seus exercícios e sua nutrição em experiências positivas, e você colherá as recompensas disso pelo resto de sua vida.

Dia 6. Acorde e fique alguns minutos quieto para refletir sobre o corpo de seus sonhos. Hoje é seu segundo dia de descanso – um bom momento para se concentrar na nutrição saudável. Vá ao supermercado e compre vegetais frescos e proteína magra para o jantar desta noite. Fique um tempo apreciando as cores dos produtos frescos na prateleira. Antes de ir para a cama, visualize o quão produtivo seu exercício será no dia seguinte. Você será bem-sucedido porque assumiu um compromisso. Nunca se esqueça de que se exercitar é o processo de mudar seu corpo para melhor.

Dia 7. Congratule-se. Você está há uma semana no programa! Esta manhã, pese-se e espere ver uma redução em seu peso. Muitas pessoas que fazem este programa podem perder 2,5 a 4,5 quilos na primeira semana. Retome seus exercícios – novamente, para as partes inferior e do meio do corpo. Concentre-se em aumentar seu nível de esforço e exigir mais de seus músculos para continuar a mudar sua forma corporal. Continue a acreditar no programa.

Dia 8. Hoje começa outra semana. Você já deve ver e sentir os efeitos da alimentação e dos exercícios corretos para seu tipo físico, enquanto se aproxima de sua forma física ideal. Faça outro ótimo exercício (desta vez para a parte superior do corpo) e não negligencie seu exercício cardiovascular. Continue a seguir fielmente seu plano alimentar. Os quilos e centímetros devem estar desaparecendo automaticamente. Rejubile-se com o fato de suas roupas estarem mais folgadas.

Dia 9. Hoje é outro dia de descanso. Pense no quanto você está perto de dominar os princípios básicos para mudar de forma. Pode ver seu corpo se transformando e sentir seu metabolismo funcionando, talvez melhor do que antes.

Dia 10. Você assumiu um compromisso de mudar. Congratule-se por isso e orgulhe-se de si mesmo. Continue acreditando em você e neste programa. Quanto mais pensamentos positivos tiver em relação a si mesmo, mais tomará decisões positivas diariamente. Tenha outro dia de alimentação perfeita. Acrescente à sua água uma ou duas fatias de pepino, ou talvez algumas fatias de limão. Saboreie-a como se fosse um elixir especial que você está dando ao seu corpo para que funcione da melhor forma possível. Ao seguir sua rotina de treinamento de resistência (parte inferior do corpo e abdome), observe o quanto seu corpo parece e se move melhor. Você merece essas alegrias especiais.

Dia 11. Hoje é o penúltimo dia do programa. Ao fazer seu treinamento de resistência para a parte superior do corpo e seus exercícios cardiovasculares, visualize mais gordura derretendo em seu corpo. Mudanças metabólicas ocorreram e continuarão a ocorrer nas próximas 24 horas. Continue a seguir seu programa alimentar; pense nele como uma boa ferramenta para eliminar a gordura corporal. Comece a pensar em como continuará após os 12 dias iniciais. Trace um plano para si mesmo, com novos objetivos. Planeje o que comer e como se exercitar nas próximas semanas para atingi-los. Não importa o que você fizer, comece pensando no futuro imediato e mantendo o pique adquirido.

Dia 12. Você esperou por esse dia. Tenho certeza disso! Esse é o momento para a reflexão final. Valeu a pena dedicar 12 dias de sua vida a começar a mudar a forma física e ficar mais saudável? Muitas pessoas não acreditam que é possível fazer mudanças significativas em 12 dias. Você provou que elas estão erradas. Pergunte-se como se sente a respeito. Eu ficaria muito surpreso se você não quisesse continuar a se alimentar e exercitar desta maneira após os 12 dias! Pese-se e tire suas medidas novamente. Então fique em frente a um espelho de corpo inteiro e se admire. Agora saia e se dê aquela recompensa pelo novo corpo que tem!

Doze dias são apenas o início do que deve ser toda uma vida de remodelamento e transformação corporal. Quando você aprender a dominar as técnicas deste livro, começará a entender exatamente como seu corpo reage a meus métodos de exercícios e à dieta adequada. Aprenderá como alguns princípios simples de exercícios podem mudar a forma de músculos específicos e criar a aparência exata que você deseja. Esse programa tem tudo a ver com desenvolver habilidades para se tornar um artista com o próprio corpo. E isso significa que você será capaz de dar a seu corpo a aparência que deseja e permanecer assim pelo resto da vida.

CAPÍTULO 6

Correções do corpo: personalize seus exercícios!

Cá estamos nós! Chegou o momento de você personalizar seus exercícios. Usando as técnicas e ferramentas discutidas até o momento, você modelará e definirá todas as áreas de seu corpo para esculpi-lo do modo que deseja. Usará resistência aplicada e outras técnicas para tratar cada músculo de forma específica e modelar o corpo. Falando de uma maneira simples, agora você tem as ferramentas para ser um artista com seu próprio corpo – modelá-lo e esculpi-lo como deseja.

Há mais de 25 exercícios individuais neste capítulo, e você não precisa fazer todos. Nenhum corpo é igual e ninguém quer os mesmos resultados. Ao contrário de outros programas de exercícios que você possa ter experimentado, este é criado especificamente para você. Tendo completado o processo de identificação e marcado suas fotos, você sabe exatamente que áreas precisa firmar, tonificar ou modelar. Preste especial atenção aos Indicadores de Identificação nas instruções dos exercícios; eles irão apontar que tipos físicos e áreas problemáticas são os alvos de cada exercício.

Para começar a personalizar seus exercícios, dê os passos a seguir.

Passo 1. Rever seu tipo físico e seus pontos problemáticos

Olhe para as fotos de "antes" que você tirou e marcou. No espaço a seguir, anote seu tipo físico e relacione as áreas do corpo que deseja mudar e remodelar, baseado nas fotos.

Meu tipo físico é:_____
Áreas que desejo remodelar: _____
_____
_____

Passo 2. Voltar-se para os exercícios de transformação

Leia até o fim os exercícios e as instruções neste capítulo, prestando muita atenção aos Indicadores de Identificação e ao Objetivo de Modelagem sob cada exercício. Essas informações fornecem diretrizes sobre como o exercício tonifica, modela e esculpe pontos problemáticos. Além disso, preste atenção aos exercícios específicos para seu tipo físico. Entender o objetivo de cada um deles o ajudará a personalizar uma rotina de exercícios só sua.

Para ajudá-lo ainda mais a personalizar sua rotina, veja a tabela Exercícios Gerais para os Tipos Físicos na página 65. Ela relaciona todos os exercícios neste livro, fornecendo informações concisas sobre como corrigem regiões problemáticas e quais são apropriados para cada tipo físico.

Para usar a tabela, primeiro localize a coluna designada para seu tipo físico. Todos os possíveis exercícios para seu tipo são marcados com um símbolo. Quando você localizá-los, olhe para eles.

Ele informará o que o exercício faz. Por exemplo, alguns são para afinar; outros para engrossar. Digamos que você tenha coxas grossas. Por isso, deseja escolher um exercício que as afine, não as engrosse. O símbolo ∎ se refere aos exercícios que afinam. Os símbolos são excelentes para se escolher os exercícios certos para corrigir pontos problemáticos.

EXERCÍCIOS GERAIS PARA OS TIPOS FÍSICOS

Esta tabela oferece a você uma visão geral dos exercícios que podem ser benéficos para seu tipo físico. Os códigos mostram o objetivo de modelagem de cada exercício. Contudo, os melhores indicadores de quais exercícios escolher são as fotos que você tirou de seu corpo e as áreas que marcou para que sejam mudadas. Examine-as ao escolher seus exercícios.

Código:

- ● = O exercício, em especial, modela, tonifica e define.
- ▮ = O exercício, principalmente, alonga e afina o músculo.
- ◊ = O exercício avoluma e engrossa um pouco determinada área.
- ↑ = O exercício, em particular, ergue e modela.
- ⊤ = Este exercício é excelente se você precisa melhorar a postura.

Tipos físicos	A	B	C	D	E
Exercícios					
1. Extensão de pé (não inclua este exercício se você tiver panturrilhas largas)	●	●	●	●	●
2. Flexão do jarrete de amplitude curta	▮	▮	▮		
3. Flexão do jarrete de amplitude total				◊	◊
4. Extensão de perna de amplitude curta	▮	▮	▮		
5. Extensão de perna de amplitude total				◊	◊
6. Agachamento livre				◊	◊
7. Contração dos glúteos em pé	↑	↑	↑	↑	↑
8. Adução de quadril	●	●	●	●	●
9. Abdução de quadril	●	●	●	●	●
10. Contração abdominal	●	●	●	●	●
11. Respiração Abdominal	●	●	●	●	●
12. Contração lateral (se você precisa afinar a cintura)	●	●	●	●	●
13. Série de três partes para o peito – parte externa	↑	↑	↑	↑	↑
14. Série de três partes para o peito – parte superior	↑	↑	↑	↑	↑
15. Série de três partes para o peito – parte interna (espaço entre os seios)	↑	↑	↑	↑	↑
16. Flexão de bíceps de amplitude curta	●	●	●		

EXERCÍCIOS GERAIS PARA OS TIPOS FÍSICOS

- ● = O exercício, em especial, modela, tonifica e define.
- ▌ = O exercício, principalmente, alonga e afina o músculo.
- ◊ = O exercício avoluma e engrossa um pouco determinada área.
- ⊤ = O exercício, em particular, ergue e modela.
- ⊤ = Este exercício é excelente se você precisa melhorar a postura.

Tipos físicos	A	B	C	D	E
Exercícios					
17. Flexão de bíceps de amplitude total				◊	◊
18. Pressão para baixo de tríceps – parte interna	●	●	●	●	●
19. Pressão para baixo de tríceps – parte externa	◊	◊	◊	◊	◊
20. Manguito rotador externo – em pé	⊤	⊤	⊤	⊤	⊤
21. Manguito rotador externo – sentado	⊤	⊤	⊤	⊤	⊤
22. Voador para o deltoide posterior	⊤	⊤	⊤	⊤	⊤
23. Levantamento lateral de amplitude curta (somente se você tiver músculos trapézios excessivamente desenvolvidos ou pescoço grosso)					
24. Levantamento lateral de amplitude total				◊	◊
25. Levantamento de halteres acima da cabeça em posição sentada				●	●
26. Remada para trabalhar os músculos romboides	●⊤	●⊤	●⊤	●⊤	●⊤
27. Puxada lateral de amplitude curta	◊⊤	◊⊤	◊⊤	◊⊤	◊⊤

Passo 3. Planejar sua rotina personalizada

Na tabela Minha Rotina Personalizada de Transformação, na página 69, relacione os exercícios específicos para seus pontos problemáticos, assim como seu tipo físico. Por exemplo, se o que você mais deseja é erguer e enrijecer as nádegas, anote o exercício Contração dos Glúteos ao lado de Nádegas. Faça isso para cada área do corpo.

Quantos exercícios você deve escolher por parte do corpo? Isso é realmente uma questão de condicionamento. Se você já fazia treinamento de resistência constantemente antes de ler este livro, não há um número determinado. Mas se é um iniciante, deve escolher um a dois exercícios por parte do corpo.

Quanto mais musculatura estiver envolvida na parte do corpo, mais exercícios você terá de escolher. As costas e pernas, por exemplo, têm mais musculatura para ser trabalhada do que o bíceps. Músculos menores, como o bíceps, exigem apenas um exercício.

Os exercícios que você escolhe constituem sua rotina personalizada de transformação, que seguirá nos próximos 12 dias e depois. Você trabalhará seu corpo começando pela parte inferior, chegando depois à parte superior.

Passo 4. Relacionar o número de séries e repetições que você fará

No lado direito da tabela Minha Rotina Personalizada de Transformação, você verá um espaço para anotar o número de séries e repetições que pretende fazer. Sugiro que, se for um iniciante (o que significa que nunca fez muito treinamento de resistência), comece com uma série de cada exercício. Se tiver mais experiência, pode fazer três a cinco séries. Sempre use uma resistência com a qual possa lidar, mas que ainda assim o desafie. Como um iniciante, é bastante bom – assim como eficaz – fazer de 18 a 20 repetições usando resistências leves.

Se você tiver muita gordura em alguma região, como pernas ou braços, precisará fazer mais séries, repetições e exercícios para obter os resultados que deseja. Esta abordagem também se aplica se você for do tipo físico D ou E. Fazer mais séries, repetições e exercícios pode ajudá-lo a criar mais músculos nos lugares certos para tornar seu corpo mais bonito. Ao tentar mudar sua forma corporal, você deve ter o olho de um artista e sensibilidade para cumprir uma rotina de exercícios diária que o levará à forma desejada, sem exagerar ou lesionar áreas de seu corpo.

Um modo de verificar se você está fazendo repetições suficientes para dar forma a músculos individuais é procurar pelo que os fisiculturistas chamam de pump. O pump ocorre quando os músculos ficam maiores que o tamanho normal – você pode constatar no espelho – e muito rígidos como resultado do sangue, do oxigênio e dos nutrientes levados para a área trabalhada. Treine um músculo individual até que ele fique o mais rígido possível. Para dizer se você chegou a um pump, aperte o músculo com os dedos e verifique seu nível de rigidez. Esse é o ponto em que você fez repetições suficientes nessa resistência. Se seu músculo subitamente ficar mole, exagerou em uma repetição.

Encontrar o nível de pump e rigidez é uma questão de tentativa e erro. Não há dois corpos iguais e nenhum corpo é o mesmo em dois dias diferentes. Conhecer o próprio corpo e saber quantos exercícios (repetições e séries) são necessários em um determinado momento é um processo difícil, mas possível.

Nós ainda não terminamos. Agora vamos discutir os dias em que você seguirá essa rotina, como ajustar suas resistências para obter melhores resultados e quantas séries e repetições deve fazer. O que se segue são os princípios básicos de *O milagre da transformação em 12 dias*, que o ajudam a entrar em forma mais rápido.

MINHA ROTINA PERSONALIZADA DE TRANSFORMAÇÃO

PARTE INFERIOR DO CORPO

Exercícios	Séries	Repetições
	Para enrijecer, erguer e firmar uma área: aumente o número de séries (3-5) e encurte o período de descanso entre elas para cerca de 30 segundos.	Para afinar ou alongar: use resistência mais leve e faça mais repetições (15-18). Para aumentar o tamanho ou engrossar: use resistência mais pesada e faça menos repetições (8-10).
Panturrilhas:		
Tendões do jarrete:		
Quadríceps (coxas):		
Nádegas:		
Parte interna das coxas:		
Parte externa das coxas:		

PARTE DO MEIO DO CORPO

Abdominais:		
Abdominais laterais:		

PARTE SUPERIOR DO CORPO

Peito:		
Bíceps:		
Tríceps:		
Manguito rotador externo:		
Ombros:		
Costas:		

GLOSSÁRIO DE TRANSFORMAÇÃO	
Exercício direcionado	O movimento específico que você faz para modelar e desenvolver uma parte do corpo – por exemplo, extensão de pé, extensão de perna ou puxada lateral.
Repetição	A trajetória de um exercício do início do movimento ao ponto central e de volta à posição inicial.
Série	Uma série de repetições.
Rotina	A combinação de exercícios direcionados feitos em uma certa sequência.
Resistência	A quantidade de peso, ou desafio, usado em um exercício para submeter o músculo a estresse suficiente para modelá-lo.

Perguntas frequentes sobre exercícios

Quantas vezes por semana devo me exercitar?

Você seguirá sua rotina no que chamo de um *ciclo 2-dentro/1-fora*. Isso significa dois dias de treinamento seguidos de um dia de descanso. Depois repita o ciclo. No dia 1 do ciclo, você fará exercícios para a parte inferior do corpo e para abdome; no dia 2, para a parte superior. Trabalhar dessa forma torna os exercícios controláveis e oportunos e dá ao corpo tempo para se recuperar e mudar.

Que resistências eu deveria usar?

Resistência se refere à quantidade de peso, ou estresse, imposto aos músculos durante um exercício a fim de forçá-los o suficiente para produzir mudanças na forma e no desenvolvimento. Quando você se exercita com halteres ou pesos para tornozelos, resistência significa o carga que está erguendo – independentemente se é de 1 quilo, 2,5, 4 ou 4,5 quilos. A resistência dos extensores elásticos é fornecida pela espessura do extensor. Quanto mais espesso ele for, mais será exigido do músculo trabalhado.

Há resistências leves e pesadas. *Resistência leve* significa que você pode fazer 12 a 20 repetições de forma perfeita e ainda se sentir desafiado; com uma *resistência pesada,* pode fazer 8 a 12 repetições e se sentir desafiado.

Com pesos ou extensores, você desejará começar com um nível de resistência confortável. Aviso: se você nunca se exercitou ou não se exercita há muito tempo, use resistências leves, como pesos de 1 ou 2,5 quilos ou extensores elásticos menos espessos. À medida que for usando pesos ou extensores, sua força muscular aumentará e os exercícios se tornarão cada vez mais fáceis. Quando você estiver pronto para mais desafios, simplesmente use um peso maior ou um extensor mais resistente (espesso).

A quantidade certa de resistência a ser usada varia de acordo com a pessoa e a parte do corpo. Pelo menos no início, determinar a resistência adequada pode envolver tentativas e erros, exigir que você mantenha um registro de cada exercício e de quantas repetições e séries fez, assim como das resistências que usou. Provavelmente você terá de experimentar um pouco para encontrar a resistência perfeita. Contudo, um princípio básico é o de que, se você pode fazer mais de 12 repetições e ainda se sentir desafiado, essa é uma resistência leve. Se oito ou menos repetições parecem muito difíceis, a resistência é pesada. Para cada exercício, escolha uma resistência que o desafie o suficiente para sentir que está trabalhando o músculo.

Quando devo usar uma resistência leve ou pesada?

Essa pergunta se refere a outro aspecto importante das resistências. Ajustar a resistência o ajuda a atingir certos objetivos de transformação. Como já mencionei, para afinar ou alongar uma determinada área, use resistências leves (pesos leves ou extensores elásticos menos espessos) e um número maior de repetições (15 a 18). Para engrossar e aumentar o tamanho de uma área, use resistências mais pesadas (pesos maiores e extensores elásticos mais espessos) e menos repetições (8 a 10). Independentemente da resistência leve ou pesada, ela deve ser suficiente para estimular os músculos, mas não tanto que você comece a executar mal o exercício. Use pesos que o deixem se exercitar corretamente, mas desafiem seus músculos.

Quando devo aumentar a resistência e/ou repetição?

O segredo é desafiar seus músculos a trabalhar mais a cada vez que você se exercita. Isso significa aumentar progressivamente a resistência, fazer mais repetições, ou até mais séries. Os músculos se adaptam muito rapidamente ao estresse que lhes é imposto. Para o progresso contínuo, você sempre deve levantar mais peso, experimentar um extensor elástico mais espesso ou fazer mais repetições ou séries (ou ambas) com a mesma resistência. Também pode diminuir o tempo entre as séries. Aumentar o esforço em cada exercício torna os músculos mais firmes, fortes e definidos.

O quão rápido devo fazer cada repetição?

Em muitos casos, você terá de enrijecer, erguer e firmar uma área. Pode fazer isso aumentando a velocidade e o número de séries do exercício e encurtando o tempo de descanso entre elas.

Porém, em outros casos, as repetições devem ser feitas devagar, de modo controlado. Assim você efetivamente isola os músculos que estão sendo trabalhados. Por outro lado, repetições rápidas e aos trancos não tratam os músculos separadamente, mas em vez disso, impõem um estresse prejudicial às articulações, ligamentos e tendões. Esse não é apenas um modo improdutivo de tonificar os músculos, mas também um hábito de treinamento perigoso a ser adotado que aumenta o risco de lesões.

Como devo me aquecer?

Aqueça-se com alguns minutos de exercício cardiovascular leve, usando uma esteira ou andando sem sair do lugar. Faça uma única série de 15 a 20 repetições de cada exercício como aquecimento, repousando apenas o necessário para ficar em condições de fazer o próximo movimento.

O quanto o exercício cardiovascular é importante neste programa?

O exercício cardiovascular ajuda a eliminar a gordura do corpo para revelar a forma natural. Geralmente é preferível que você o faça quatro a seis dias por semana, dependendo de seu nível de condicionamento. Obtenha informações sobre sua rotina cardiovascular no Capítulo 7.

Como a personalização funciona – um exemplo de rotina

Apenas para ajudar você mais um pouco e fornecer insights sobre a personalização de uma rotina, eis como uma de minhas clientes planejou a dela, baseada nos passos e nas instruções discutidas por mim anteriormente. Jennie é do tipo físico B. Seu objetivo geral de transformação era mudar sua forma um tanto triangular, deixando-a mais parecida com a de uma ampulheta. Para conseguir isso, ela precisava afinar as coxas, erguer as nádegas e achatar a barriga. Os braços eram um pouco magros, com muita carne mole – uma falha que ela definitivamente também queria corrigir. Além disso, Jennie queria desenvolver ombros, costas e peito para compensar os quadris mais largos e criar proporções mais equilibradas. Ela achava que as panturrilhas já eram muito grossas, por isso não precisou fazer nenhum treinamento de resistência para elas.

Como ocorre com a maioria das pessoas, Jennie tinha de ser muito seletiva em relação aos exercícios. Pensando em sua rotina, ela entendeu que, para afinar e alongar a parte inferior de seu corpo, deveria usar resistências mais leves e mais repetições – perfeitas para tonificar e esculpir. Por outro lado, para engrossar e equilibrar um pouco a parte superior do corpo, deveria escolher resistências pesadas e menos repetições. Essa abordagem também criaria um pouco mais de massa magra em seu corpo, acelerando o metabolismo e queimando gordura. Jennie não negligenciou a parte cardiovascular do programa; fez exercícios cardiovasculares suficientes (quatro a cinco vezes por semana) para começar a eliminar a gordura que escondia a forma.

Jennie se sentia como se todas as áreas do corpo precisassem de enrijecimento e tonificação, por isso em geral começava com três séries de cada exercício e aumentava até quatro. Eis como ela personalizou uma rotina de transformação para si mesma.

ROTINA PERSONALIZADA DE TRANSFORMAÇÃO DE JENNIE

PARTE INFERIOR DO CORPO – DIAS 1, 4, 7 E 10

Exercícios	Séries	Repetições
	Para enrijecer, erguer e firmar uma área: aumente o número de séries (3-5) e encurte o período de descanso entre elas para cerca de 30 segundos.	Para afinar ou alongar: use resistência mais leve e faça mais repetições (15-18). Para aumentar o tamanho ou engrossar: use resistência mais pesada e faça menos repetições (8-10).

Exercícios	Séries	Repetições
Panturrilhas: Desnecessários		
Tendões do jarrete: Flexão do jarrete de amplitude curta	3-4 séries	15-18 repetições por série
Quadríceps (coxas): Extensão de perna de amplitude curta	3-4 séries	15-18 repetições por série
Nádegas: Contração dos glúteos em pé	3-4 séries	15-18 repetições por série
Parte interna das coxas: Adução de quadril	3-4 séries	15-18 repetições por série
Parte externa das coxas: Abdução de quadril	3-4 séries	15-18 repetições por série

PARTE DO MEIO DO CORPO – DIAS 1, 4, 7 E 10

Exercícios	Séries	Repetições
Abdominais: Contração abdominal Respiração Abdominal	3-4 séries 3-4 séries	15-18 repetições por série 15-18 repetições por série
Abdominais laterais: Desnecessários		

PARTE SUPERIOR DO CORPO – DIAS 2, 5, 8 E 11

Exercícios	Séries	Repetições
Peito: Série de três partes para o peito – parte externa Série de três partes para o peito – parte superior Série de três partes para o peito – parte interna (espaço entre os seios)	3-4 séries 3-4 séries 3-4 séries	8-10 repetições/resistência mais pesada 8-10 repetições/resistência mais pesada 8-10 repetições/resistência mais pesada
Bíceps: Flexão de bíceps de amplitude curta	3-4 séries	8-10 repetições/resistência mais pesada

Tríceps: Pressão para baixo de tríceps – parte externa	3-4 séries	8-10 repetições/ resistência mais pesada
Manguito rotador externo: Manguito rotador externo – sentado	2 séries	15-18 repetições
Ombros: Levantamento lateral de amplitude total Voador para o deltoide posterior (para melhorar a postura)	3-4 séries 3-4 séries	8-10 repetições/ resistência mais pesada 8-10 repetições/ resistência mais pesada
Costas: Puxada lateral de amplitude curta	3-4 séries	8-10 repetições/ resistência mais pesada

OS SETE PRINCÍPIOS MILAGROSOS DA TRANSFORMAÇÃO

1. Usar resistência especificamente aplicada.

2. Manipular a resistência (resistências mais leves/mais repetições para afinar ou alongar uma região; resistências mais pesadas/menos repetições para engrossar ou aumentar o tamanho de uma região).

3. Incluir exercícios com movimentos de amplitude curta para esculpir um músculo específico.

4. Trabalhar um músculo sob vários ângulos.

5. Escolher exercícios específicos para o corpo.

6. Praticar a Respiração Abdominal.

7. Repousar o corpo para mudar de forma.

EXERCÍCIOS DE TRANSFORMAÇÃO

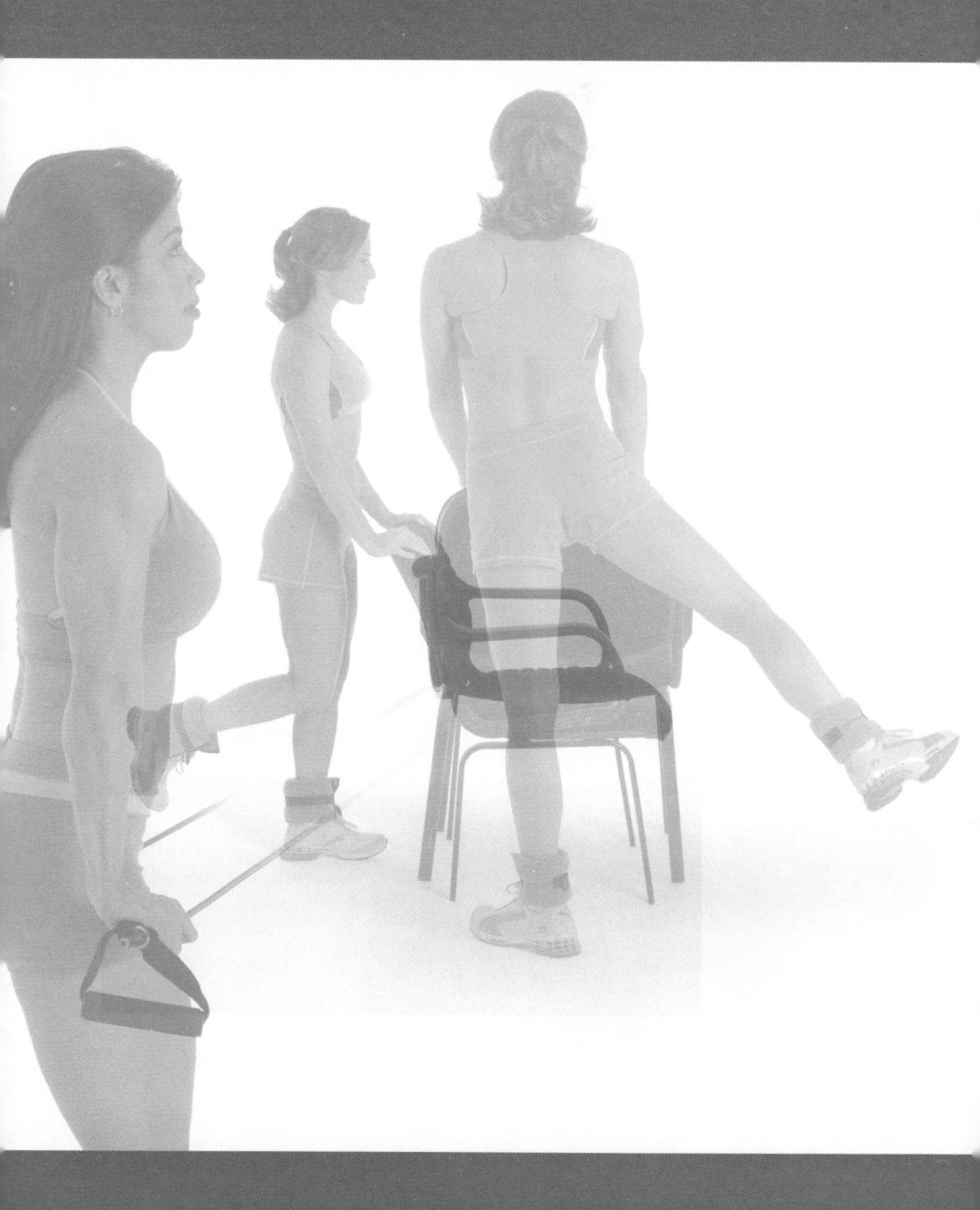

1. Extensão de pé

Indicador de identificação

O exercício é apropriado para todos os tipos físicos. Contudo, se suas panturrilhas são naturalmente musculosas e com certo grau de modelamento, você não precisa incluí-lo em sua rotina. Se precisa tonificar e modelar as panturrilhas, deve começar a rotina com ele.

Objetivo de modelagem

Ajudar a modelar, tonificar e definir as panturrilhas sem torná-las grandes e volumosas. Firmando-as, você fica com pernas bem proporcionadas, de cima a baixo. Prepare-se para mostrar os resultados deste exercício quando usar sapatos de salto alto!

Posição inicial: fique em pé atrás de uma cadeira firme e estável com as mãos no alto do encosto. Mantenha os joelhos juntos e ligeiramente dobrados para a frente em um ângulo de 10 a 20°. O ângulo não deve mudar durante todo o movimento. Em outras palavras, os joelhos devem permanecer nessa posição. Inspire.

Movimento para esculpir: erga-se na ponta dos pés de um modo lento e controlado, enquanto expira. (Lembre-se de ficar com os joelhos na posição descrita anteriormente.) Mantenha a contração por um a dois segundos. Inspire enquanto volta lentamente à posição inicial. Faça o número recomendado de repetições do exercício.

Conexão mente-corpo

Antes de começar, localize o gastrocnêmio (panturrilha), o músculo modelado por este exercício. Sente-se e ponha as mãos atrás dos joelhos. Desça-as pela parte posterior das pernas, parando nos tornozelos. O músculo em que acabou de tocar é o gastrocnêmio. Concentre-se nele ao fazer o exercício.

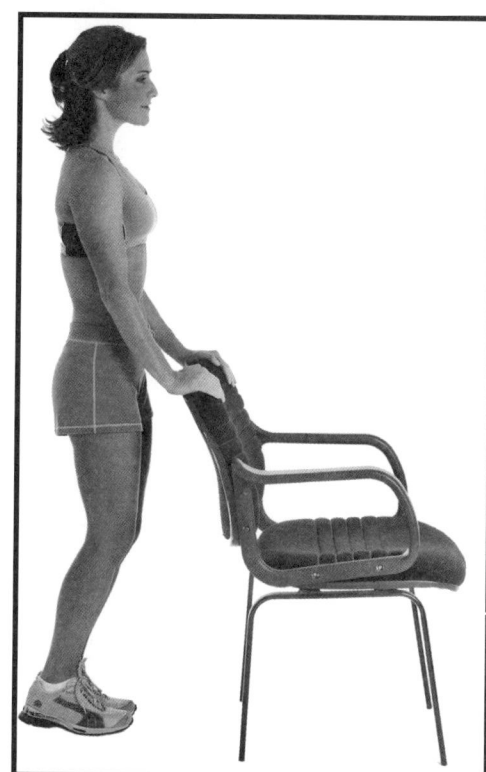

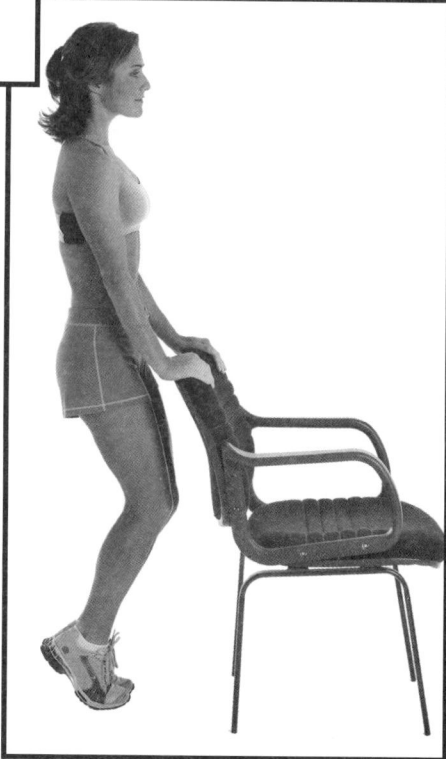

CORREÇÕES DO CORPO: PERSONALIZE SEUS EXERCÍCIOS!

2. Flexão do jarrete de amplitude curta

Indicador de identificação

O exercício alonga, afina e tonifica a parte posterior das pernas, colocando essa região em uma bonita linha reta. Geralmente o recomendo para os tipos físicos A, B e C.

Objetivo de modelagem

Modelar a parte posterior das coxas (os tendões do jarrete). Apontar os dedos dos pés para a frente e fazer um movimento de amplitude curta ajuda a alongar os tendões do jarrete, e ao mesmo tempo dá a essa região um contorno mais esguio, atraente e definido. Use uma resistência menor e mais repetições para acentuar esses efeitos. Prepare-se para ficar muito bem de shorts como resultado deste exercício!

Posição inicial: fique em pé atrás de uma cadeira firme e estável com as mãos no alto do encosto. Comece com os dois pés no chão. Você trabalhará uma perna de cada vez. Certifique-se de que a região lombar está estável. Caso precise, use um cinto com pesos, para evitar lesões nessa região, porque os tendões do jarrete estão ligados aos glúteos, que por sua vez estão ligados à região lombar. Em muitas pessoas, a lombar é uma das áreas mais sensíveis. Use pesos de 0,5 a 1 quilo em cada tornozelo. Inspire.

Movimento para esculpir: expire enquanto puxa a perna para cima, atrás de você, parando ao atingir um ângulo de 45°. Lembre-se de manter os dedos dos pés apontados para o chão. Fique nessa posição por 5 segundos. Inspire enquanto volta a perna para a posição ligeiramente erguida, como mostra a figura. Faça o número recomendado de repetições do exercício. Repita-o com a perna esquerda. Se, em algum momento, você sentir dor, pare.

Conexão mente-corpo

Antes de começar, localize o bíceps femoral e o músculo semitendinoso (onde está o tendão do jarrete) — os músculos-alvo deste exercício. Em pé, ponha as mãos atrás dos joelhos. Suba-as, parando nas nádegas. Os músculos em que está tocando são dos tendões do jarrete. Concentre-se neles ao fazer o exercício.

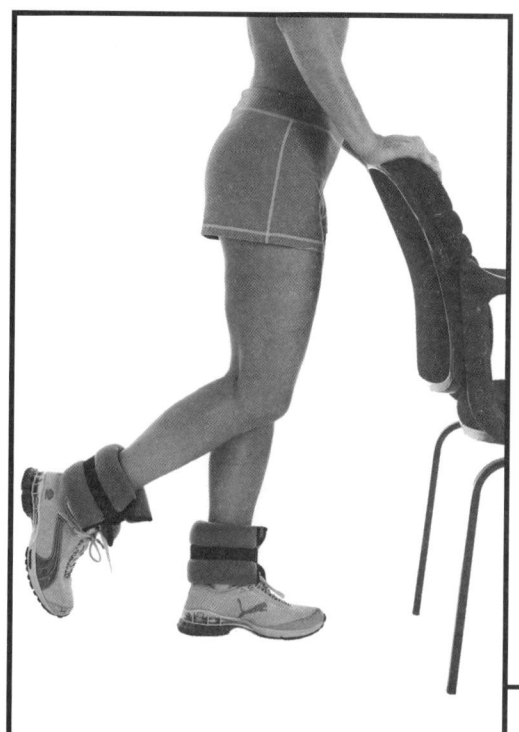

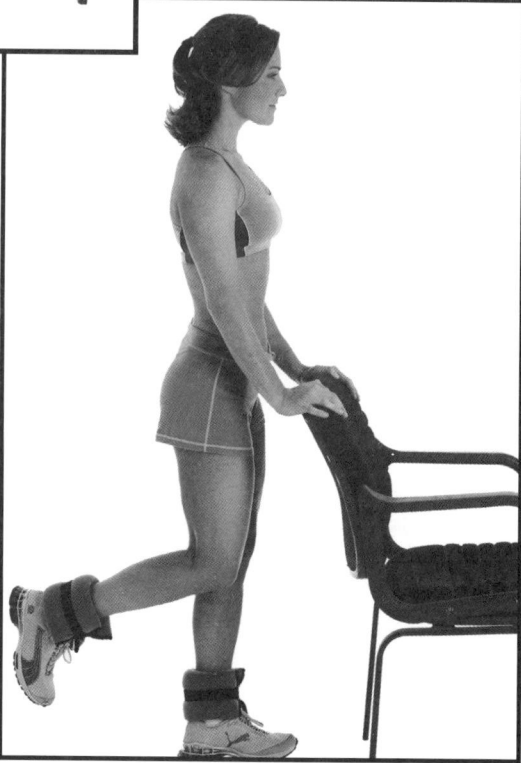

CORREÇÕES DO CORPO: PERSONALIZE SEUS EXERCÍCIOS!   115

3. Flexão do jarrete de amplitude total

Indicador de identificação

Recomendo essa versão do exercício se você precisa engrossar os tendões do jarrete. Os tipos físicos C e D podem frequentemente se beneficiar com esse movimento.

Objetivo de modelagem

Modelar e avolumar um pouco a parte posterior das coxas (os tendões do jarrete), engrossando-as e lhes dando curvas e contornos mais definidos. Este exercício também ajuda a firmar a parte inferior das nádegas e a criar definição entre elas e a parte posterior das pernas. É outro ótimo exercício para quem quer mostrar as pernas em shorts ou biquínis!

Posição inicial: use pesos de 0,5 a 1 quilo em cada tornozelo. Fique em pé atrás de uma cadeira firme e estável com as mãos no alto do encosto. Inspire.

Movimento para esculpir: expire enquanto puxa a perna para cima e para trás, por todo o caminho na direção das nádegas. Fique nessa posição por 1 a 2 segundos. Inspire enquanto volta à posição inicial. Faça o número recomendado de repetições do exercício. Repita o exercício com a perna esquerda. Ao contrário do que ocorre na versão de amplitude curta desse exercício, o tornozelo deve ser flexionado, como mostra a figura.

Conexão mente-corpo

Antes de começar, localize o bíceps femoral e o semitendinoso (onde está o tendão do jarrete) — os músculos-alvo desse exercício. Em pé, ponha as mãos atrás dos joelhos. Suba-as, parando nas nádegas. Os músculos em que está tocando são os tendões do jarrete. Concentre-se neles ao fazer o exercício.

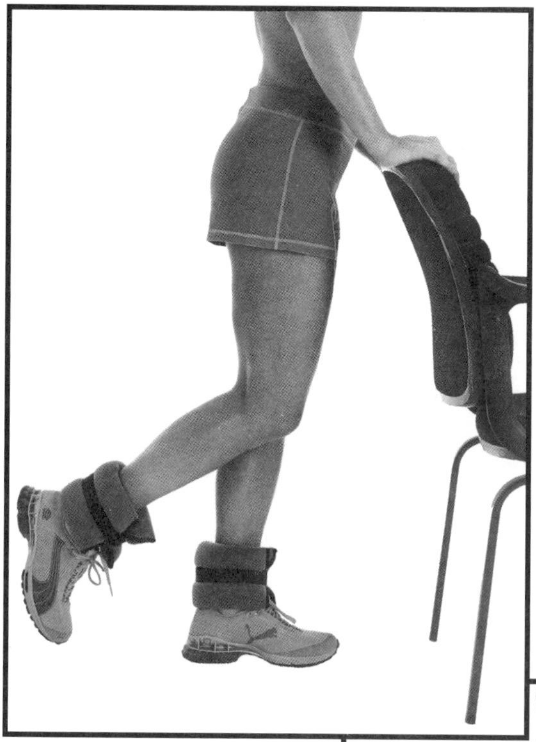

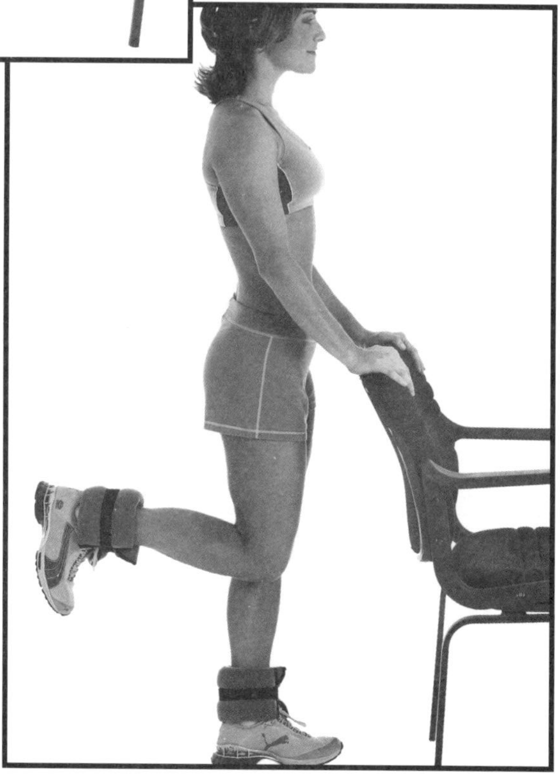

4. Extensão de perna de amplitude curta

Indicador de identificação

O exercício é apropriado para os tipos físicos A, B e C, particularmente se você precisa afinar e modelar as coxas.

Objetivo de modelagem

Se você tende a ter coxas grossas, o exercício ajuda a alongar a parte anterior delas (o quadríceps), dando-lhe um contorno mais magro e esguio. Outro benefício do movimento é que ajuda a modelá-las. Use resistência leve com mais repetições para acentuar esses benefícios de transformação.

Posição inicial: use pesos de 0,5 a 1 quilo em cada tornozelo. Sente-se em uma cadeira firme e estável com as costas retas e os pés totalmente no chão. Mantenha os joelhos e calcanhares juntos. Aponte os dedos dos pés para a frente. Exale enquanto ergue e estende as pernas retas de modo que fiquem paralelas ao chão.

Movimento para esculpir: inspire enquanto traz as pernas para baixo a meio caminho do chão, a 15-20 centímetros (dependendo do nível de resistência ou experiência de treinamento) da posição inicial. Mantenha a contração por até 30 segundos. Expire enquanto volta à posição inicial. Faça o número recomendado de repetições do exercício.

Conexão mente-corpo

Antes de começar, localize o reto femoral, o vasto lateral e o vasto medial, que compõem o quadríceps. Sente-se e ponha as mãos sobre os joelhos. Suba-as até a pélvis. Os músculos em que acabou de tocar são os esculpidos neste exercício. Concentre-se nessa região ao fazer o movimento.

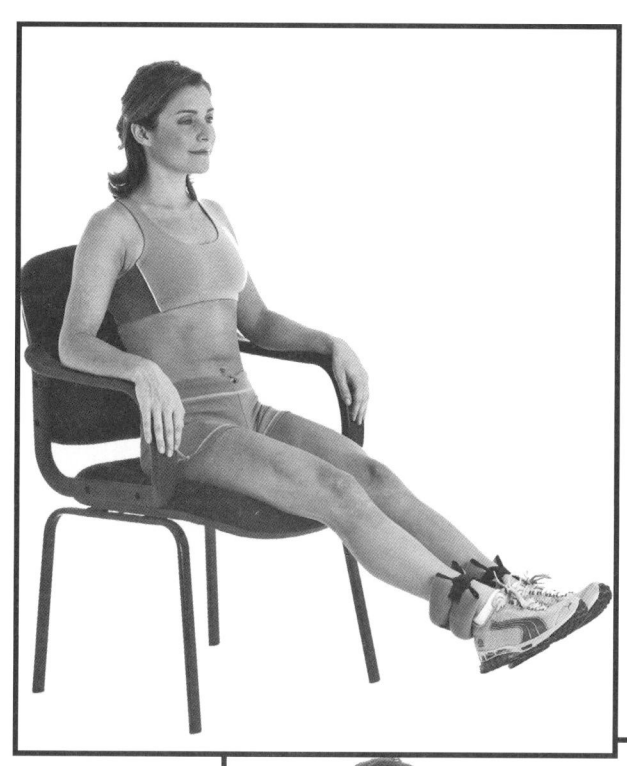

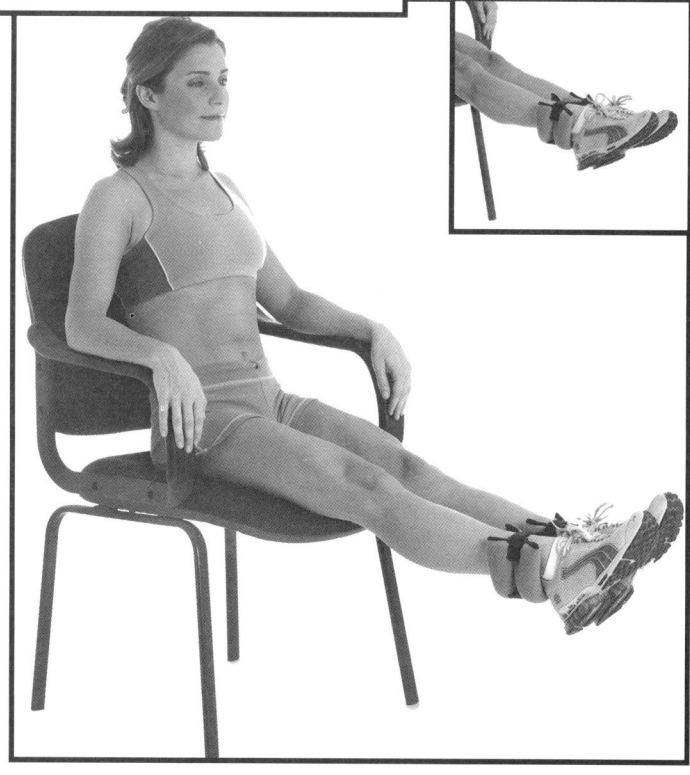

CORREÇÕES DO CORPO: PERSONALIZE SEUS EXERCÍCIOS!

5. Extensão de perna de amplitude total

Indicador de identificação

O exercício é melhor para os tipos físicos D e E, frequentemente caracterizados por coxas finas e sem forma.

Objetivo de modelagem

Se você tende a ter coxas finas e sem forma, o exercício ajuda a melhorar a forma e aumentar o volume da parte anterior delas (o quadríceps), dando-lhes um contorno um pouco mais cheio. É um movimento eficaz para quem quer modelar e firmar as coxas. Outro benefício é que ajuda a preencher regiões de pele flácida na frente.

Posição inicial: use pesos de 0,5 a 1 quilo em cada tornozelo. Sente-se em uma cadeira firme e estável com as costas retas e os pés totalmente no chão. Mantenha os joelhos e calcanhares juntos, e os dedos dos pés para trás. Inspire.

Movimento para esculpir: expire enquanto ergue e estende as pernas retas. Mova apenas a parte inferior das pernas para isolar os músculos da frente das coxas. Mantenha o movimento lento e controlado, sem impelir as pernas para cima. Na parte mais alta do movimento, contraia levemente os músculos por 1 a 2 segundos. Flexione os tornozelos com os dedos apontados para cima, como mostra a figura. Faça o número recomendado de repetições do exercício.

Conexão mente-corpo

Antes de começar, localize o reto femoral, o vasto lateral e o vasto medial, que compõem o quadríceps. Sente-se e ponha as mãos em cima dos joelhos. Suba-as até a pélvis. Os músculos em que acabou de tocar são os esculpidos neste exercício. Concentre-se nessa região ao fazer o movimento.

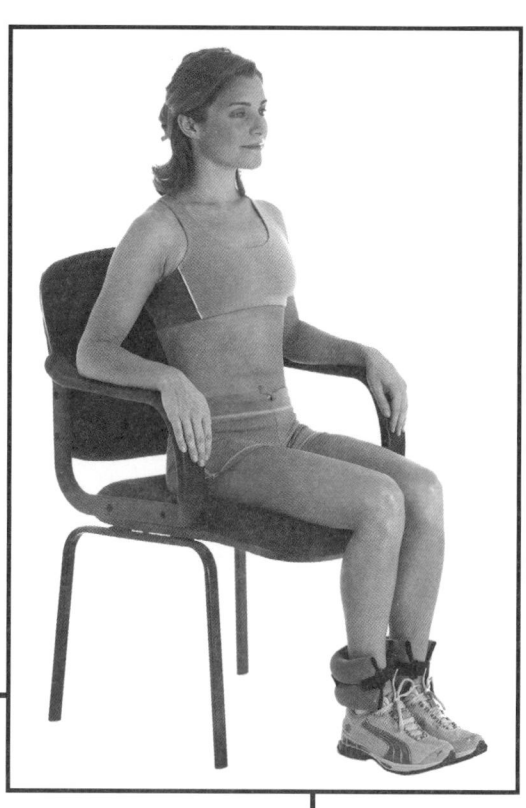

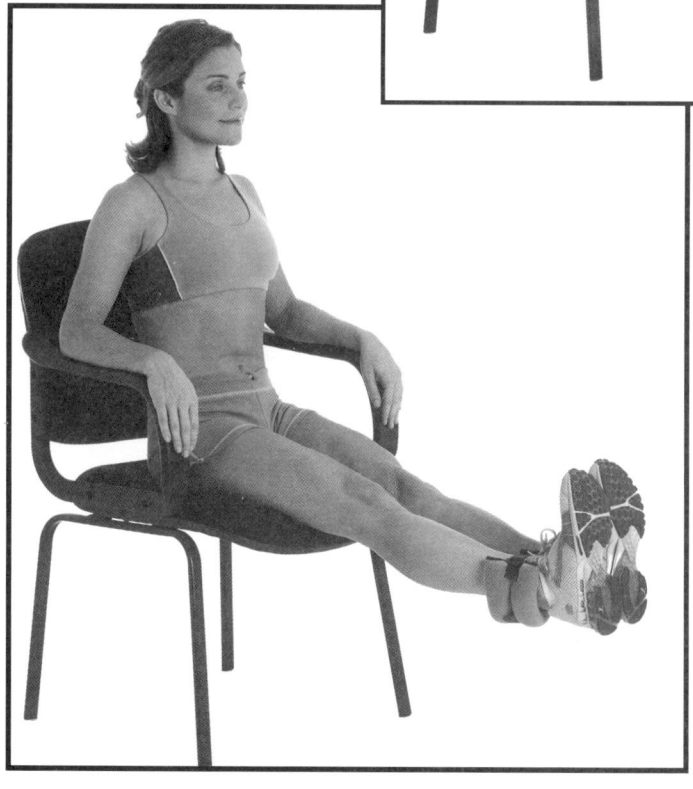

CORREÇÕES DO CORPO: PERSONALIZE SEUS EXERCÍCIOS!

6. Agachamento livre

Indicador de identificação

Se suas coxas e seus quadris já são mais largos e volumosos do que você deseja, não inclua esse exercício na rotina. Contudo, ele é eficaz para os tipos físicos D e E, que geralmente precisam de um pouco de volume e forma na parte inferior do corpo. Este é um bom movimento para a tonificação geral dessa área.

Objetivo de modelagem

O exercício tem como alvo a parte interna das coxas e os quadris. Visa modelar e engrossar um pouco essas regiões.

Posição inicial: fique em pé atrás de uma cadeira firme e estável com as mãos no alto do encosto. Vire os dedos dos pés ligeiramente para fora; isso ajudará a modelar a parte interna das coxas.

Movimento para esculpir: de um modo lento e controlado, agache-se até os joelhos se dobrarem em um ângulo de 90°. Erga-se a partir de seus calcanhares, não da ponta dos pés, voltando à posição inicial. Contraia as nádegas. Nunca deixe os joelhos se sobreporem aos pés; incline-se ligeiramente para trás. Faça o número recomendado de repetições desse exercício. Se sentir dor nas costas, nos joelhos, nos quadris ou nos tornozelos, pare imediatamente.

Conexão mente-corpo

Antes de começar, localize o glúteo máximo (nádegas), o bíceps femoral e o semitendinoso (onde está o tendão do jarrete), os principais músculos-alvo deste exercício. Ponha uma das mãos nas nádegas até alcançar a área em que sua perna começa. Concentre-se em trabalhar essas regiões ao fazer o movimento.

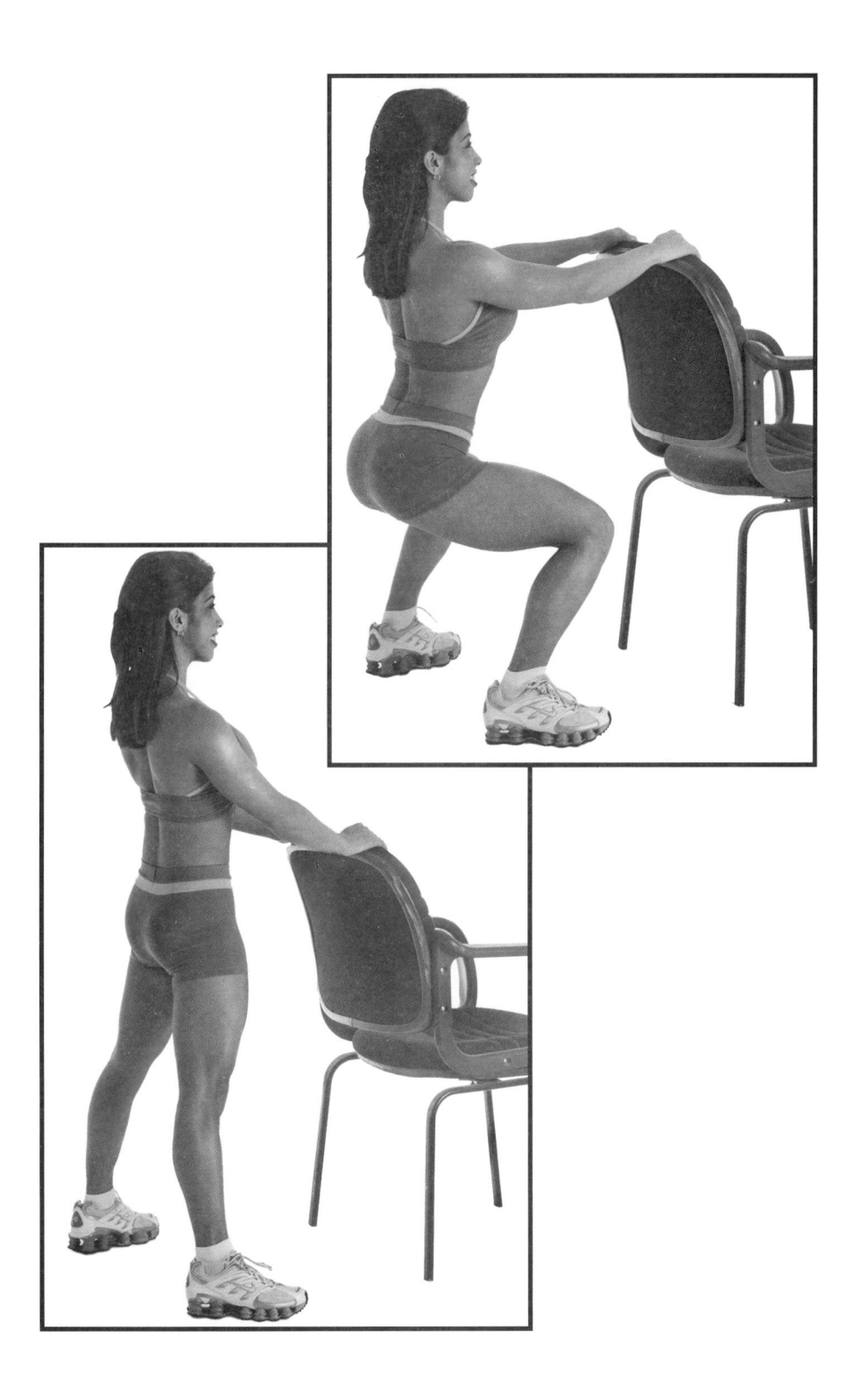

CORREÇÕES DO CORPO: PERSONALIZE SEUS EXERCÍCIOS!

7. Contração dos glúteos em pé

Indicador de identificação

O movimento é apropriado para todos os tipos físicos, particularmente se você quer firmar e enrijecer quadris e erguer nádegas caídas.

Objetivo de modelagem

Se as nádegas tendem a cair e precisam de enrijecimento, esse é um dos melhores exercícios para corrigir o problema. Dá forma aos glúteos e a ilusão de quadris finos. Com este movimento de transformação, prepare-se para, num piscar de olhos, exibir nádegas fortes e sensuais em jeans apertados, biquínis ou shorts!

Posição inicial: com os joelhos ligeiramente dobrados, fique em pé atrás de uma cadeira firme e estável com as mãos no alto do encosto. Afaste os pés cerca de 30 centímetros um do outro e vire os dedos um pouco para fora. Inspire.

Movimento para esculpir: expire, erga-se e fique com as pernas retas, mantendo o peso nos calcanhares. Contraia as nádegas o máximo possível, usando uma leve inclinação pélvica. Mantenha a contração por 5 a 10 segundos para erguer e firmar as nádegas. Inspire enquanto volta à posição inicial. Faça o número recomendado de repetições desse exercício.

Conexão mente-corpo

Antes de começar, localize o glúteo máximo (nádegas), o principal músculo-alvo do exercício. Ponha uma das mãos nas nádegas e as contraia. A parte flexionada é a interna de seus glúteos máximos. Concentre-se em trabalhar essa região ao fazer o movimento.

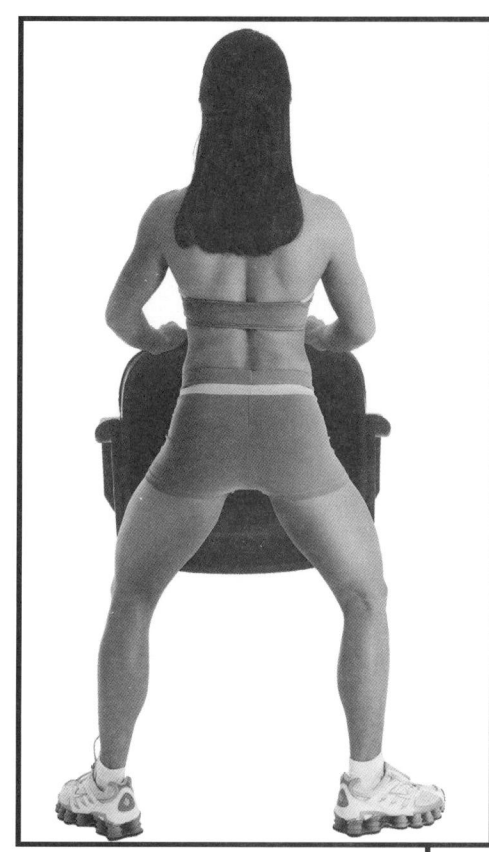

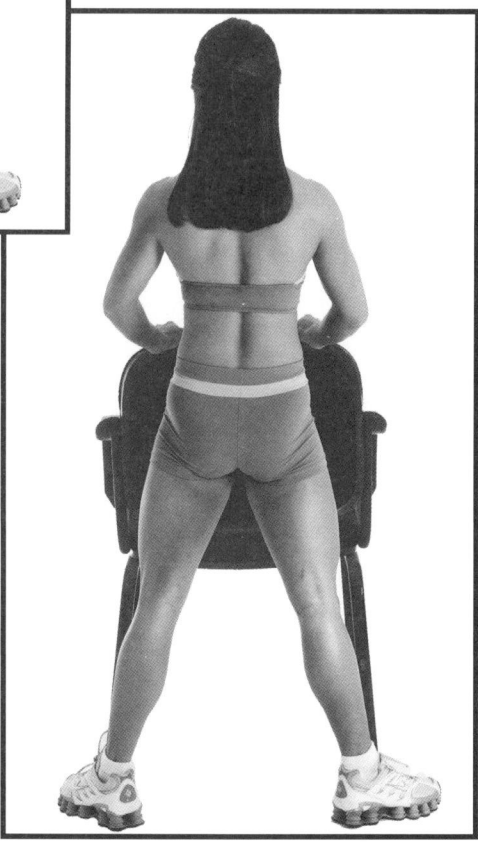

CORREÇÕES DO CORPO: PERSONALIZE SEUS EXERCÍCIOS!

8. Adução de quadril

Indicador de identificação

O exercício é apropriado para todos os tipos físicos. Se você avaliou criticamente seu corpo e acha que a parte interna de suas coxas não está firme, sem dúvida deve incluí-lo em sua rotina de transformação.

Objetivo de modelagem

Firmar e tonificar a parte interna das coxas.

Posição inicial: use pesos de 0,5 a 1 quilo em cada tornozelo. Fique em pé atrás de uma cadeira firme e estável com as mãos no alto do encosto. Mantenha os pés afastados, como mostra a figura, com as partes de trás e da frente ligeiramente viradas para fora. Inspire.

Movimento para esculpir: expire enquanto estende a perna esquerda para a frente em um ângulo de 45°. Fique assim por um segundo. Não trave os joelhos; mantenha-os relaxados. Uma amplitude curta de movimento é tudo de que você precisa. Inspire enquanto volta à posição inicial. Faça o número recomendado de repetições desse exercício. Se sentir dor na região lombar, na parte interna da coxa ou em outro lugar durante este movimento, pare.

Conexão mente-corpo

Antes de começar, localize o adutor (parte interna da coxa), o principal músculo-alvo desse exercício. Ponha a mão esquerda na parte interna da perna, perto do joelho. Suba-a pela coxa na direção da pélvis. O grupo muscular em que acabou de tocar é o adutor. Concentre-se em trabalhá-lo durante o movimento.

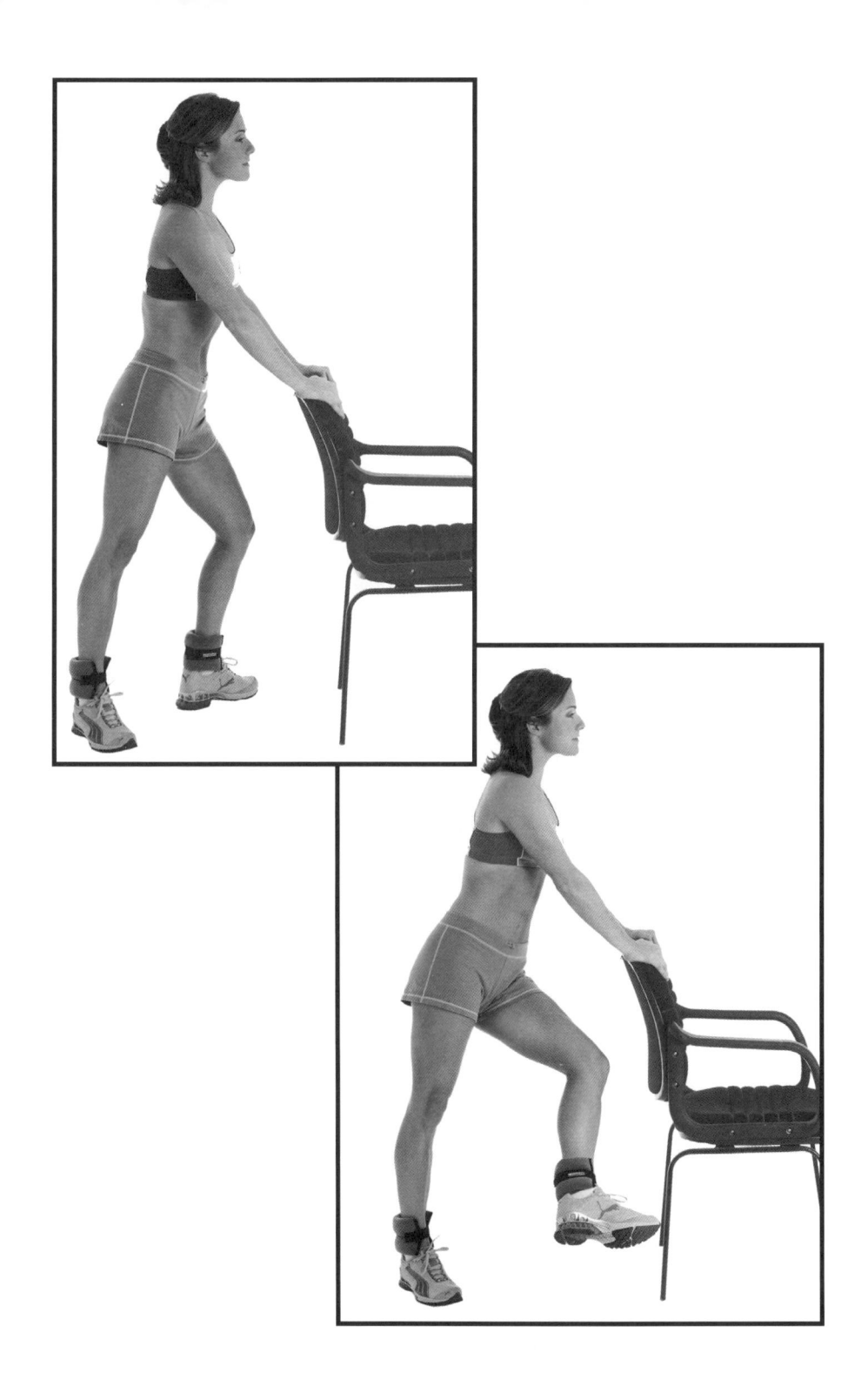

CORREÇÕES DO CORPO: PERSONALIZE SEUS EXERCÍCIOS!

9. Abdução de quadril

Indicador de identificação

O exercício é apropriado para todos os tipos físicos. Se você avaliou criticamente seu corpo e acha que precisa de tonificação ou tem regiões carnudas na parte posterior das coxas, sem dúvida deve incluí-lo em sua rotina de transformação.

Objetivo de modelagem

Fazendo o exercício com os dedos dos pés apontados para dentro, você concentra os esforços de transformação na parte externa das coxas. O resultado é quadril e coxas mais modelados e com um contorno melhor. Este exercício também é um bom modo de reduzir as regiões carnudas na parte posterior das coxas.

Posição inicial: use pesos de 0,5 a 1 quilo em cada tornozelo. Fique em pé atrás de uma cadeira firme e estável com as mãos no alto do encosto. Mantenha os pés afastados, como mostra a figura, com as partes de trás e da frente ligeiramente viradas para fora. Inspire.

Movimento para esculpir: expire enquanto estende a perna direita para o lado direito em um ângulo de 45°. Fique assim por um segundo. Não trave os joelhos; mantenha-os relaxados. Uma amplitude curta de movimento é tudo de que você precisa. Inspire enquanto volta à posição inicial. Faça o número recomendado de repetições deste exercício; depois repita o movimento com a perna esquerda. Se sentir dor na região lombar durante este movimento, pare.

Conexão mente-corpo

Antes de começar, encontre o glúteo médio (parte superior das nádegas) e o tensor da fáscia lata (abdutor), os principais músculos-alvo deste exercício. Em pé, ponha a mão direita no lado direito do quadril e das costas, logo acima das nádegas. Deslize-a na direção da parte superior das coxas. Os músculos em que acabou de tocar são o glúteo médio e o abdutor. Concentre-se em trabalhar essas regiões ao fazer o exercício.

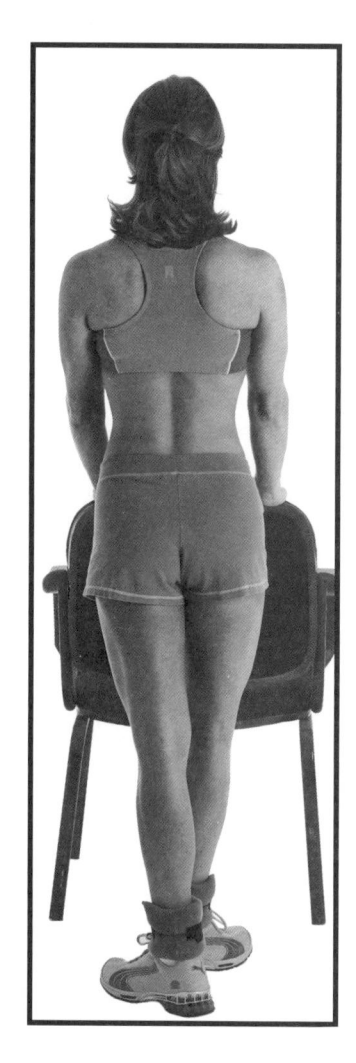

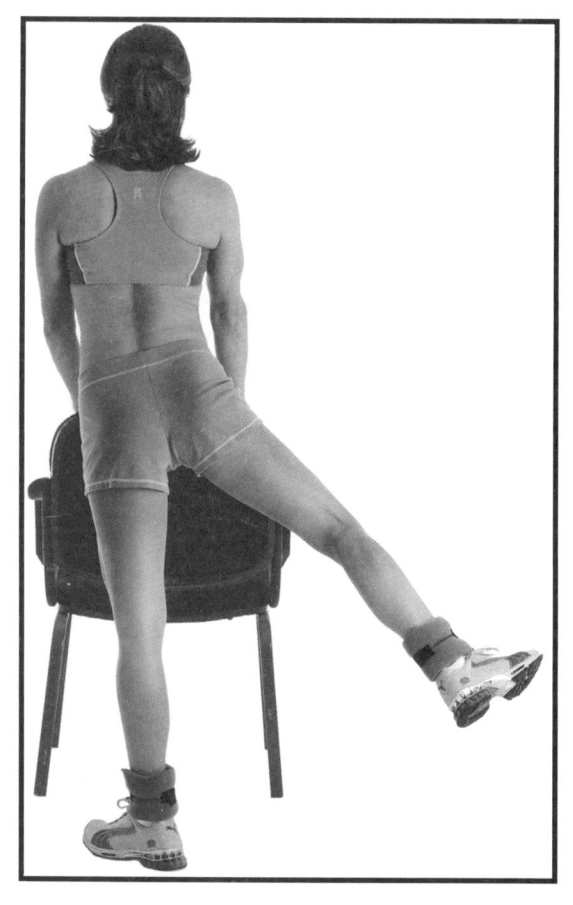

CORREÇÕES DO CORPO: PERSONALIZE SEUS EXERCÍCIOS!

10. Contração abdominal

Indicador de identificação

O exercício cria músculos abdominais firmes, achatados e sensuais, e é apropriado para todos os tipos físicos.

Objetivo de modelagem

Se você sonha em usar jeans de cintura baixa e blusas curtas, esse exercício é uma de suas melhores apostas. É claro que terá de queimar gordura na parte do meio do corpo com exercícios cardiovasculares lentos de longa distância (veja o Capítulo 7). Mas quando começar a perder barriga, desejará modelar e definir seus músculos abdominais. Este exercício visa fazer exatamente isso – firmar e achatar a parede abdominal – mas sem a dor e o esforço associados aos exercícios abdominais. Nunca trabalhe os músculos abdominais antes de trabalhar a parte inferior do corpo. Os músculos abdominais mantêm a integridade de todo o tronco. Se estiverem enfraquecidos quando você trabalhar as pernas, isso poderá causar danos à região lombar. Se você tiver qualquer tipo de problema nas costas, não faça esse movimento.

Posição inicial: em pé, afaste os pés cerca de 30 centímetros um do outro e estenda os dois braços acima da cabeça, como se tentasse alcançar o teto. Inspire. (O exercício também pode ser feito na posição sentada.)

Movimento para esculpir: expire enquanto contrai os músculos abdominais para baixo e para dentro, criando um ângulo de 10 a 15°, porque os músculos abdominais exigem apenas um movimento de amplitude muito curta (algo além de amplitude curta é inútil). Mantenha a contração por 3 a 5 segundos. Inspire enquanto volta à posição inicial.

Conexão mente-corpo

Antes de começar, encontre o reto abdominal (comumente conhecido como músculo abdominal), o principal músculo-alvo desse exercício. Ponha a mão logo acima do umbigo, no centro do tronco. Mova-a para cima. Concentre-se nas regiões em que acabou de tocar ao fazer o exercício.

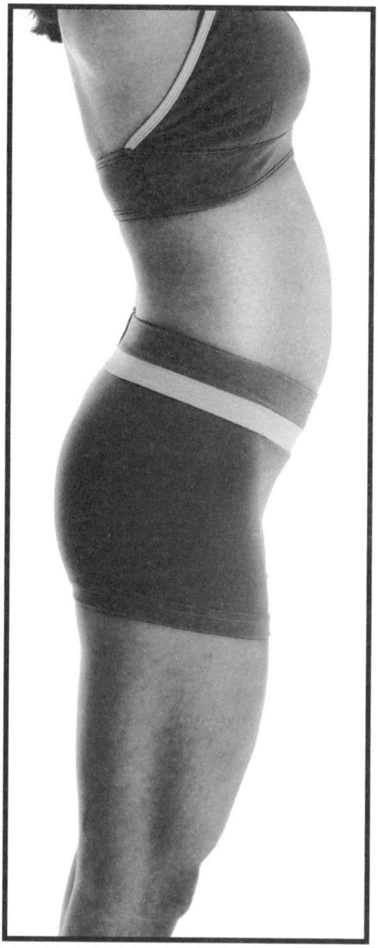

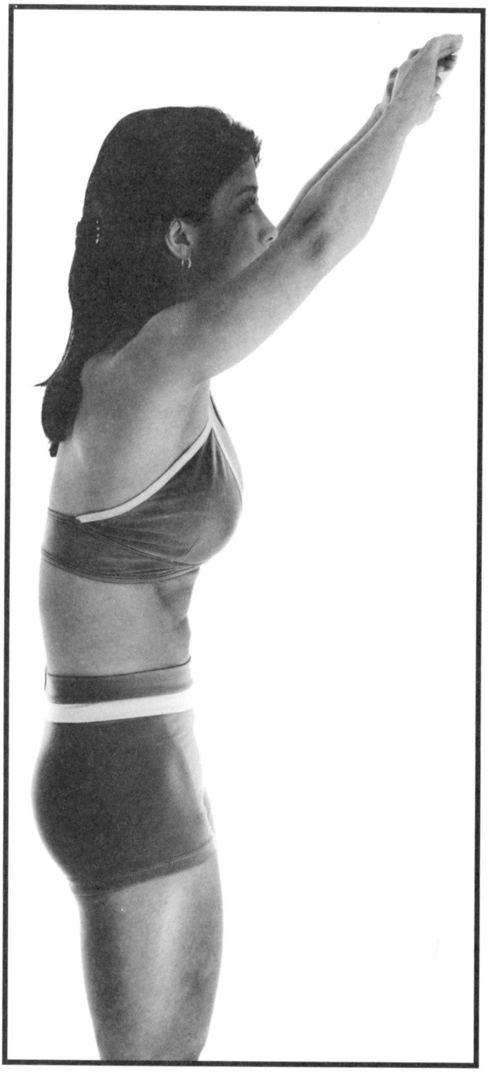

11. Respiração abdominal

Indicador de identificação

É um ótimo movimento para todos os tipos físicos – pode ser feito a qualquer tempo e em qualquer lugar para tonificar e fortalecer os músculos abdominais.

Objetivo de modelagem

Firmar e fortalecer os músculos abdominais para tornar o abdome sensual. O exercício também ajuda a dar aos músculos uma forma achatada. A Respiração Abdominal é uma técnica que você deve usar quando fizer todos os exercícios de transformação. Ajuda a melhorar a conexão mente-corpo.

Posição inicial: em pé, afaste os pés cerca de 30 centímetros um do outro e estenda os braços acima da cabeça, como se tentasse alcançar o teto. Inspire profundamente, deixando os músculos estomacais serem empurrados naturalmente para fora quando os pulmões se encherem de ar. Não mantenha o estômago contraído ao inalar. (O exercício também pode ser feito na posição sentada.)

Movimento para esculpir: expire, deixando o estômago recuar na direção da espinha dorsal, enquanto flexiona os músculos estomacais. Inspire enquanto volta à posição inicial. Tenha em mente que este é um movimento de inspiração/ estômago para fora e expiração/estômago para dentro. É crucial você usar essa técnica ao fazer outros exercícios abdominais.

Conexão mente-corpo

Antes de começar, encontre o reto abdominal (comumente conhecido como músculo abdominal), o principal músculo-alvo desse movimento. Ponha as mãos sobre o estômago, 10 centímetros acima do umbigo. Concentre-se em trabalhar a região ao fazer o exercício.

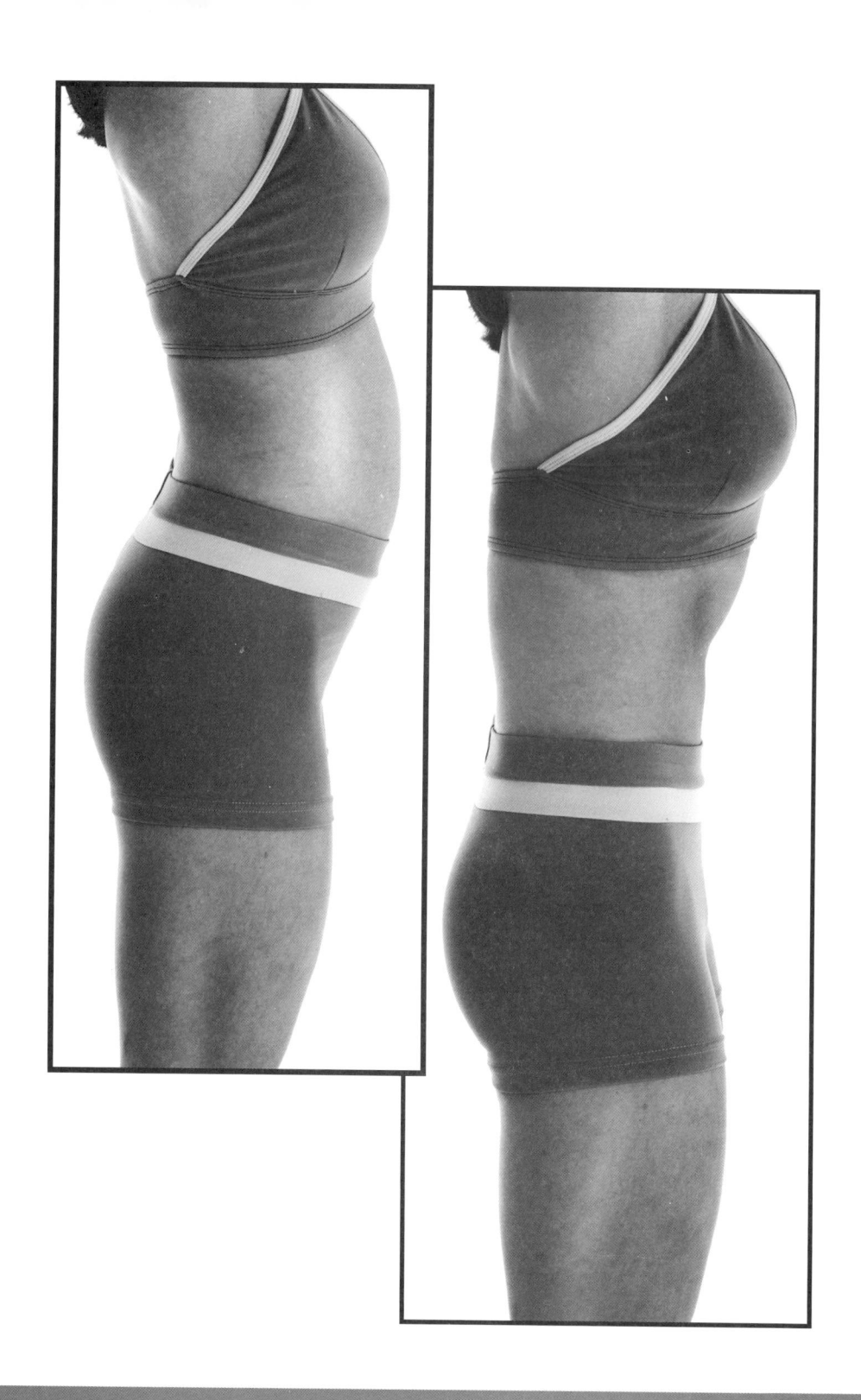

CORREÇÕES DO CORPO: PERSONALIZE SEUS EXERCÍCIOS!   133

12. Contração lateral

Indicador de identificação

Embora o movimento seja apropriado para todos os tipos físicos, você desejará escolhê-lo se precisar remover pneus dos quadris ou afinar a cintura.

Objetivo de modelagem

O movimento é ideal para firmar e tonificar os músculos dos dois lados do corpo (a área entre a parte lateral do tronco e os músculos abdominais). Quando esses músculos se tornam firmes, tendem a puxar a cintura para dentro, deixando-a mais fina e definida. Ter uma cintura mais fina e firme ajuda a melhorar a simetria.

Posição inicial: em pé, mantenha os pés afastados cerca de 30 centímetros um do outro e virados ligeiramente para dentro. Mantenha o queixo um pouco elevado. Ponha a mão direita atrás da cabeça com o cotovelo dobrado, como mostra a figura. Inspire. (Este exercício também pode ser feito na posição sentada.)

Movimento para esculpir: expire e contraia o lado direito. O cotovelo deve apontar na direção da parte externa do calcanhar. Contraia o estômago e os músculos abdominais. Mantenha a contração por 1 a 2 segundos. Inspire enquanto volta à posição inicial. Repita com o lado oposto. Praticar a Respiração Abdominal, ao fazer o exercício, ajuda você a garantir que ficará com os músculos abdominais bastante lisos.

Conexão mente-corpo

Antes de começar, encontre o oblíquo abdominal (lado esquerdo e direito da parte inferior do tronco), o principal músculo-alvo desse exercício. Ponha a mão direita em seu lado esquerdo, no mesmo nível do umbigo. Concentre-se em trabalhar a região ao fazer o exercício.

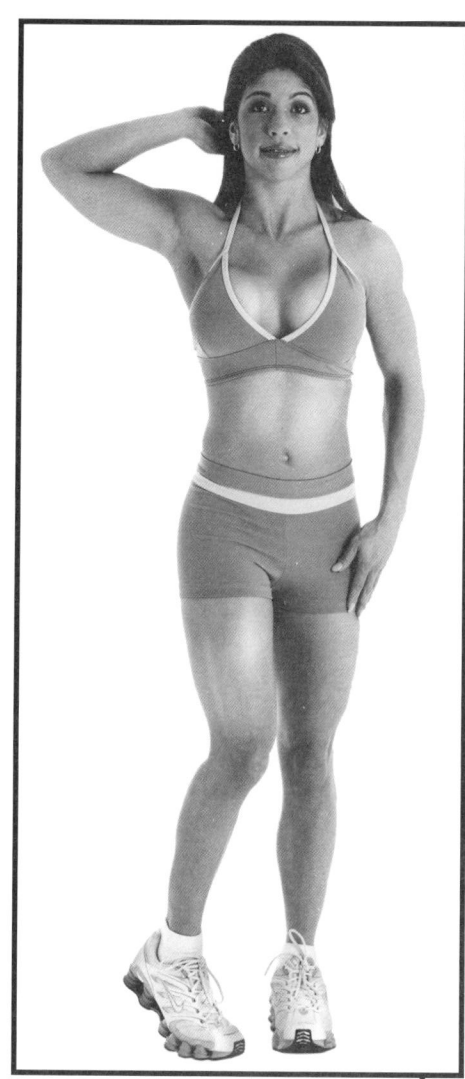

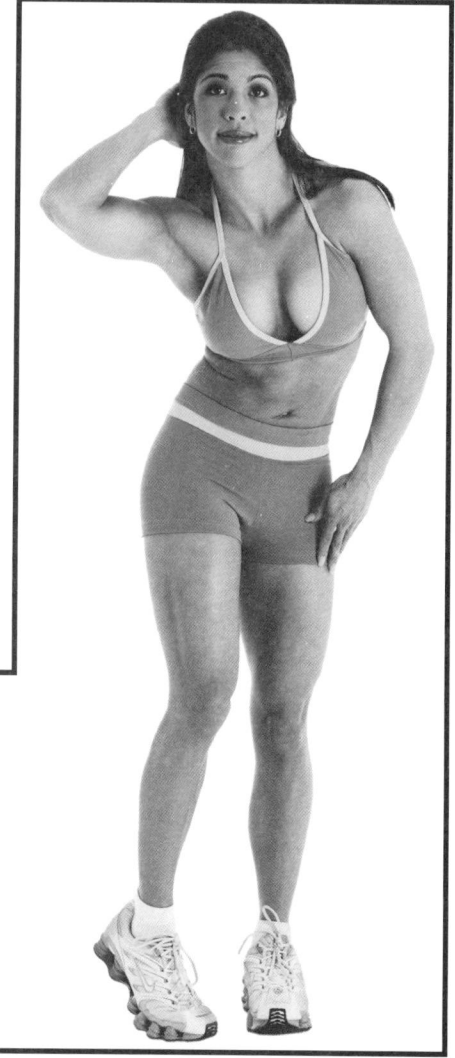

CORREÇÕES DO CORPO: PERSONALIZE SEUS EXERCÍCIOS! 135

13. Série de três partes para o peito – parte externa

Observação: Muitas mulheres gostariam de mudar algum aspecto dos seios. Esses exercícios ajudam você a realizar a mudança, mas deve fazer todos os três. Assim, trabalha o peito de três ângulos: externo, superior e interno (espaço entre os seios). Concentrar-se nesses ângulos preenche e ergue o busto. Embora os exercícios não aumentem o busto, ajudam a tonificar e enrijecer os músculos sob ele, erguendo-o naturalmente e fazendo os seios parecerem mais empinados.

Indicador de identificação

O exercício é apropriado para todos os tipos físicos.

Objetivo de modelagem

O primeiro exercício se concentra na parte externa do peito. Firmá-lo ajuda a erguer o busto, sustentando os seios para que não fiquem caídos. O movimento também firma a região que tende a se elevar sobre a alça do sutiã.

Posição inicial: sente-se em uma cadeira firme e estável com os pés no chão. Segure em cada uma das mãos o pegador de um extensor elástico. Tenha alguém em pé para esticar o extensor atrás de você para além de seus ombros. Ou prenda o ponto central do extensor ao redor de um objeto firme atrás de você. Comece com os braços bem abertos à altura do ombro e ligeiramente à frente deles. Mantenha os cotovelos levemente dobrados. Inspire.

Movimento para esculpir: expire enquanto traz os punhos até a metade do caminho para dentro. Faça um movimento de amplitude curta – não mais de 30 a 45 centímetros – para trabalhar a parte externa do peito. Continue com os cotovelos levemente dobrados. Mantenha a contração por 1 a 2 segundos. Durante todo o movimento, fique com o pescoço relaxado, o queixo para cima e as costas retas para evitar pressão nos ombros.

Conexão mente-corpo

Antes de começar, encontre o peitoral maior, o principal músculo-alvo deste exercício. Ponha a mão direita no lado esquerdo do peito como se jurasse lealdade à bandeira. Você deve sentir a parte externa do peitoral maior perto da axila. Concentre-se em trabalhar a região ao fazer o exercício.

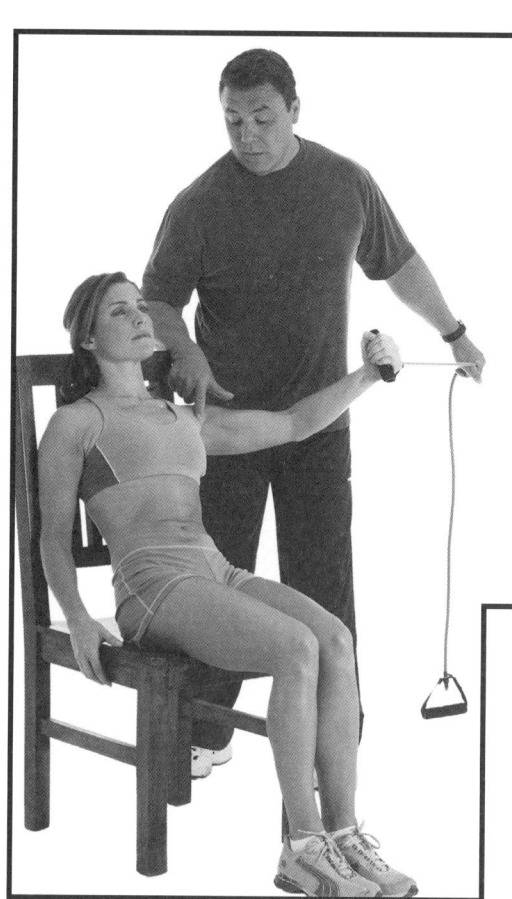

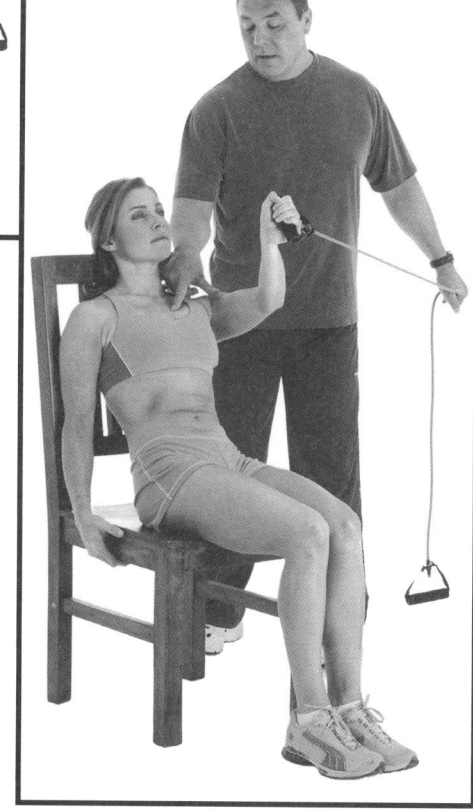

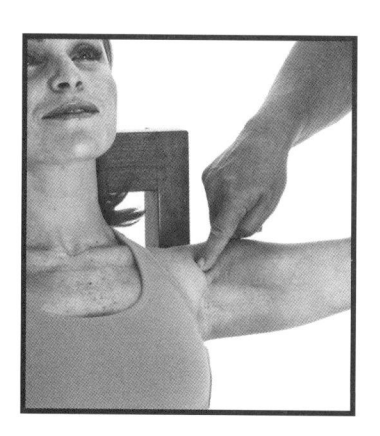

CORREÇÕES DO CORPO: PERSONALIZE SEUS EXERCÍCIOS! 137

14. Série de três partes para o peito – parte superior

Indicador de identificação

O exercício é apropriado para todos os tipos físicos.

Objetivo de modelagem

Firmar a parte superior do peito para erguer e sustentar os seios, evitando que fiquem caídos.

Posição inicial: sente-se em uma cadeira firme e estável com os pés no chão. Segure em cada uma das mãos o pegador de um extensor elástico. Tenha alguém em pé para esticar o extensor atrás de você, como mostra a figura. Certifique-se de que essa pessoa tem força para segurar o extensor com as mãos entrelaçadas. Ou prenda o ponto central do extensor ao redor de um objeto firme atrás de você. Comece com os braços abertos em U um pouco à frente dos ombros. Mantenha os cotovelos levemente dobrados. Inspire.

Movimento para esculpir: expire enquanto junta os punhos acima da cabeça, esticando um pouco os cotovelos ao completar o movimento. Os dedos polegares devem ficar virados para cima. Mantenha a contração por 1 a 2 segundos. Inspire enquanto volta à posição inicial.

Conexão mente-corpo

Antes de começar, encontre o peitoral menor (parte superior do peito), o principal músculo-alvo desse exercício. Ponha a mão direita no lado esquerdo do peito como se jurasse lealdade à bandeira. Essa é a região que você irá trabalhar. Concentre-se nela ao fazer o exercício.

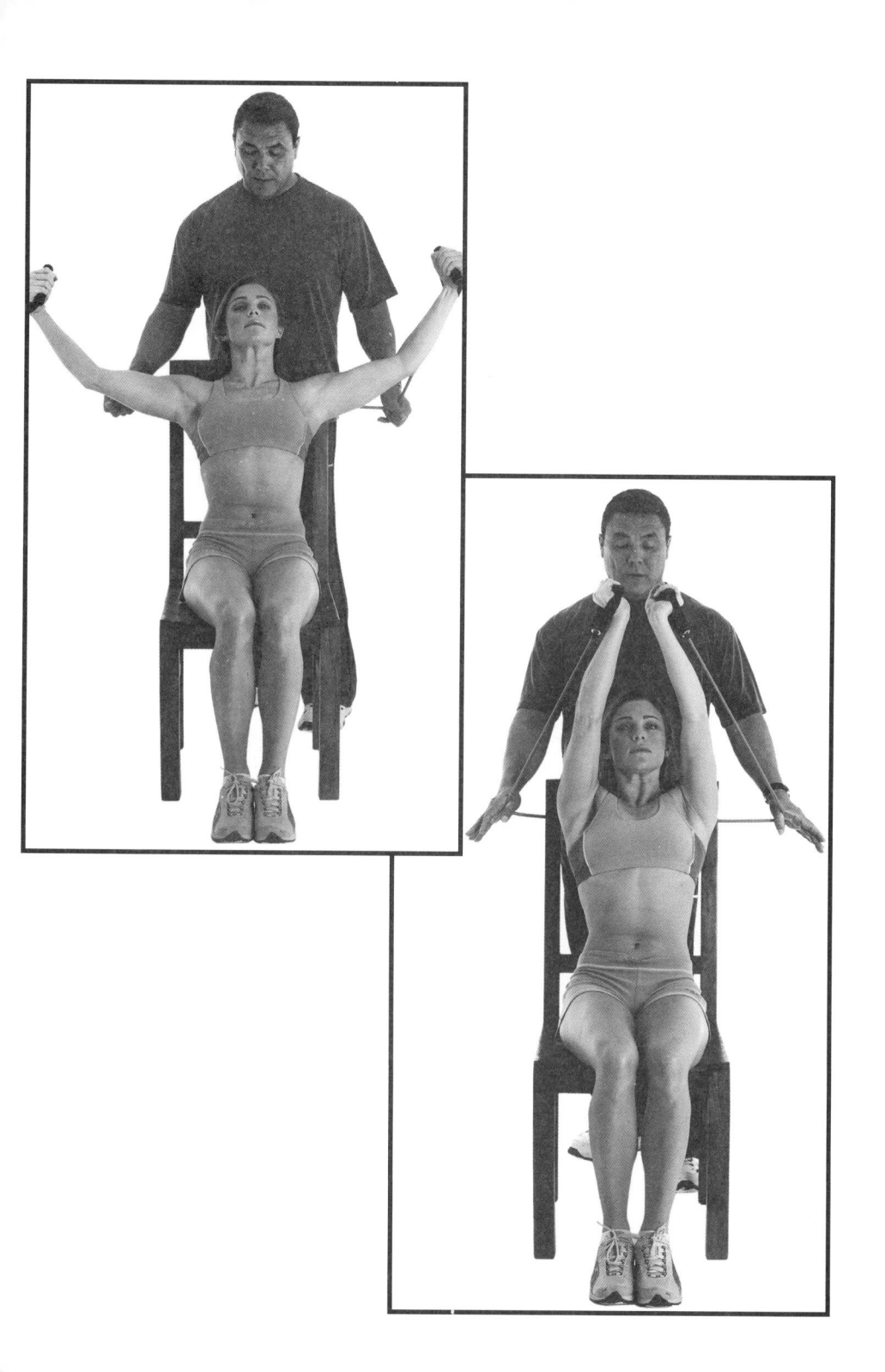

CORREÇÕES DO CORPO: PERSONALIZE SEUS EXERCÍCIOS! 139

15. Série de três partes para o peito – parte interna (espaço entre os seios)

Indicador de identificação

O exercício é apropriado para todos os tipos físicos.

Objetivo de modelagem

Firmar, enrijecer e definir o peito. Desenvolver a parte interna ajuda a aumentar o espaço entre os seios.

Posição inicial: sente-se em uma cadeira firme e estável com os pés no chão. Segure com a mão esquerda o pegador de um extensor elástico. Tenha alguém em pé ao lado esquerdo para esticar o extensor a fim de aumentar a resistência, como mostra a figura. Ou prenda o ponto central do extensor ao redor de um objeto firme atrás de você. Comece com o braço esquerdo bem aberto e um pouco à frente do ombro. Mantenha o cotovelo levemente dobrado. Inspire.

Movimento para esculpir: expire enquanto traz o braço esquerdo para a frente do peito, esticando um pouco o cotovelo ao completar o movimento. Aperte com força neste ponto e mantenha a contração por 1 a 2 segundos. Inspire enquanto volta à posição inicial. Repita o exercício no lado oposto.

Conexão mente-corpo

Antes de começar, encontre o peitoral maior e o menor (músculos do peito), os dois principais alvos desse exercício. Ponha a mão direita no lado esquerdo do peito como se jurasse lealdade à bandeira. Mova a mão para a parte interna dos músculos do peito (espaço entre os seios). O peitoral menor fica logo abaixo do peitoral maior. Concentre-se em trabalhar essas regiões internas ao fazer o exercício.

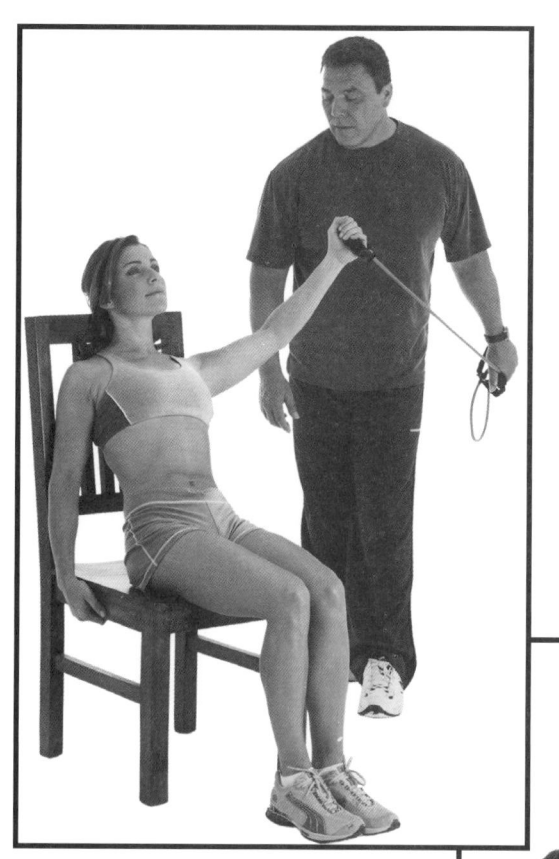

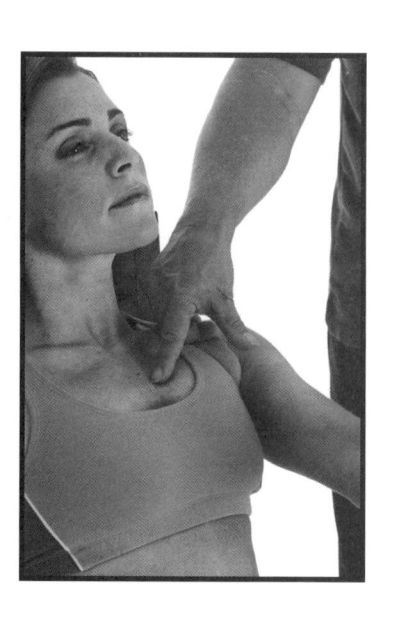

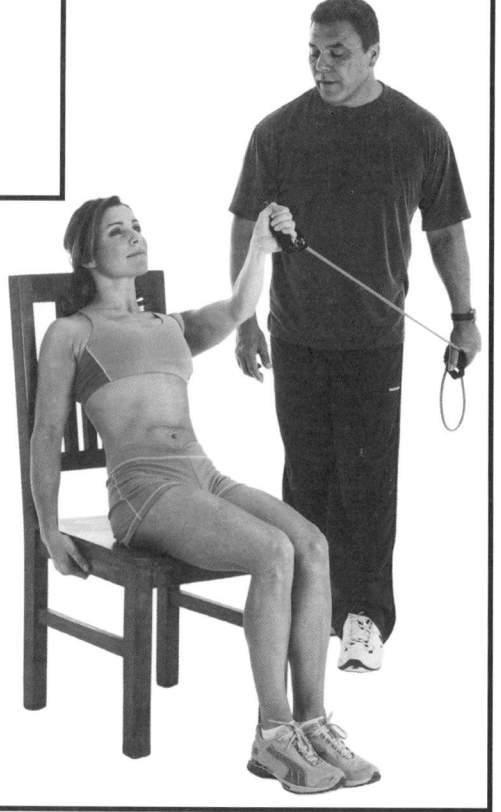

CORREÇÕES DO CORPO: PERSONALIZE SEUS EXERCÍCIOS!

16. Flexão de bíceps de amplitude curta

Indicador de identificação

O exercício é apropriado para a maioria dos tipos físicos. Se você é do tipo físico D ou E, e já tem braços longos e magros, não desejará fazê-lo.

Objetivo de modelagem

Mantendo a amplitude do movimento desse exercício curta, você tonifica a parte anterior do alto dos braços (entre o cotovelo e o ombro) sem acrescentar volume. Em vez disso, esculpe braços longos, firmes, esguios e bem proporcionados. Seus braços bem definidos ficarão ótimos em roupas sem manga.

Posição inicial: em pé, segure um halter em cada mão e fique com os pés bem juntos no chão. Deixe os braços abaixados dos lados, com os punhos apontados para a frente. Trave os cotovelos na frente dos quadris. Dobre ligeiramente os joelhos para tirar a pressão da região lombar. Mantenha o pescoço relaxado e o queixo erguido para tirar a tensão das costas. Inspire.

Movimento para esculpir: expire enquanto dobra os cotovelos e puxa os punhos na direção dos ombros. Pare imediatamente antes de os antebraços ficarem paralelos ao chão. Contraia o bíceps parcialmente – apenas alguns centímetros para cima. Mantenha a contração por 1 a 2 segundos. Inspire enquanto volta à posição inicial.

Conexão mente-corpo

Antes de começar, encontre o bíceps (frente da parte superior do braço), o principal músculo-alvo desse exercício. Ponha o braço direito na posição inicial e a mão esquerda logo acima do cotovelo direito, na frente do braço. Ao flexionar o braço, você sentirá tensão no bíceps, entre o cotovelo e o ombro. Concentre-se em trabalhar essa região ao fazer o exercício.

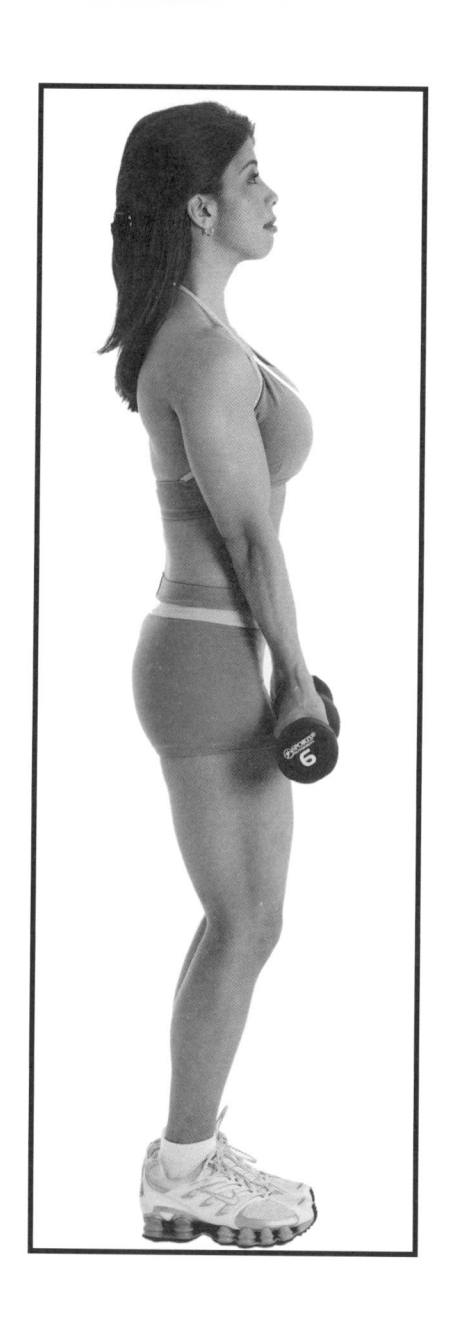

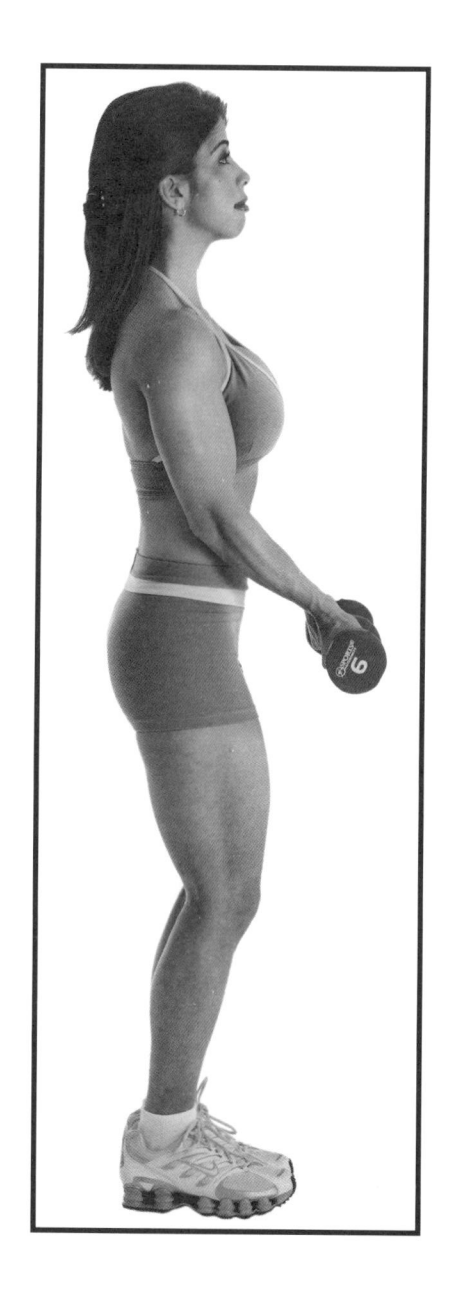

CORREÇÕES DO CORPO: PERSONALIZE SEUS EXERCÍCIOS! **143**

17. Flexão de bíceps de amplitude total

Indicador de identificação

O exercício é mais apropriado para os tipos físicos D e E, que tendem a ter braços magros, ou os tipos A e B, se estiverem com os braços flácidos. Além disso, é ótimo para criar força para carregar compras, bagagem e até crianças de colo.

Objetivo de modelagem

Fazer um movimento de amplitude longa nesse exercício ajuda a engrossar a parte anterior do alto dos braços (entre o cotovelo e o ombro). Ele ajuda a dar aos braços uma forma mais firme e desenvolvida, e também um pouco de volume. Além disso, braços bem definidos sempre ficam ótimos em roupas sem manga.

Posição inicial: em pé, segure um halter em cada mão e fique com os pés bem juntos no chão. Deixe os braços abaixados dos lados, com os punhos apontados para a frente. Trave os cotovelos na frente dos quadris. Dobre ligeiramente os joelhos para tirar a pressão da região lombar. Mantenha o pescoço relaxado e o queixo erguido para tirar a tensão das costas. Inspire.

Movimento para esculpir: expire enquanto dobra os cotovelos e puxa os punhos em um arco ascendente na direção dos ombros. As palmas das mãos devem ficar viradas para o teto. Pare por um momento para contrair o bíceps no auge do exercício. Mantenha a contração por 1 a 2 segundos. Inspire enquanto volta à posição inicial.

Conexão mente-corpo

Antes de começar, encontre seu bíceps (frente da parte superior do braço), o principal músculo-alvo do exercício. Ponha o braço direito na posição inicial e a mão esquerda logo acima do cotovelo direito, na frente do braço. Ao flexionar o braço, você sentirá o bíceps se contraindo, subindo entre o cotovelo e o ombro. Concentre-se em trabalhar essa região ao fazer o exercício.

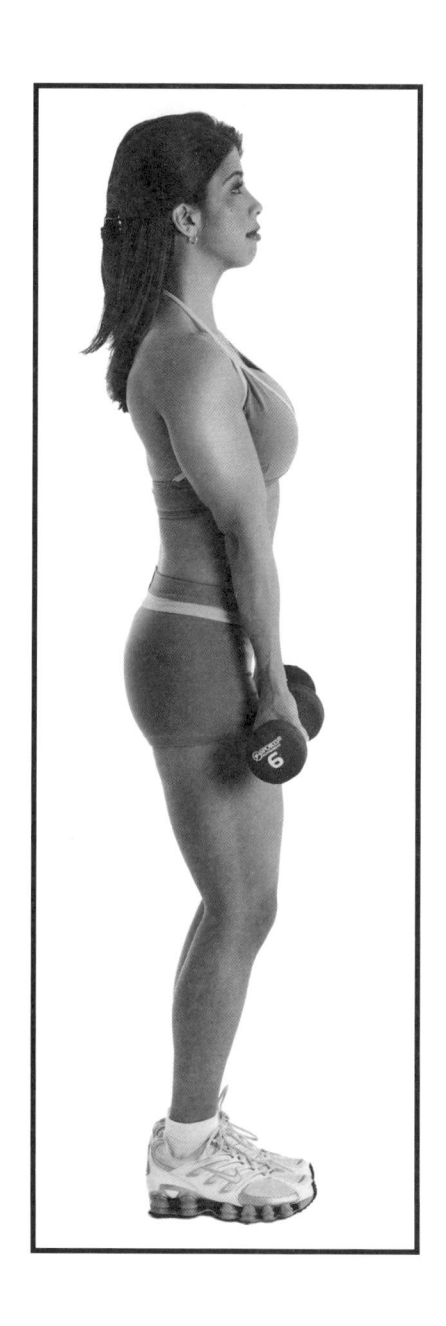

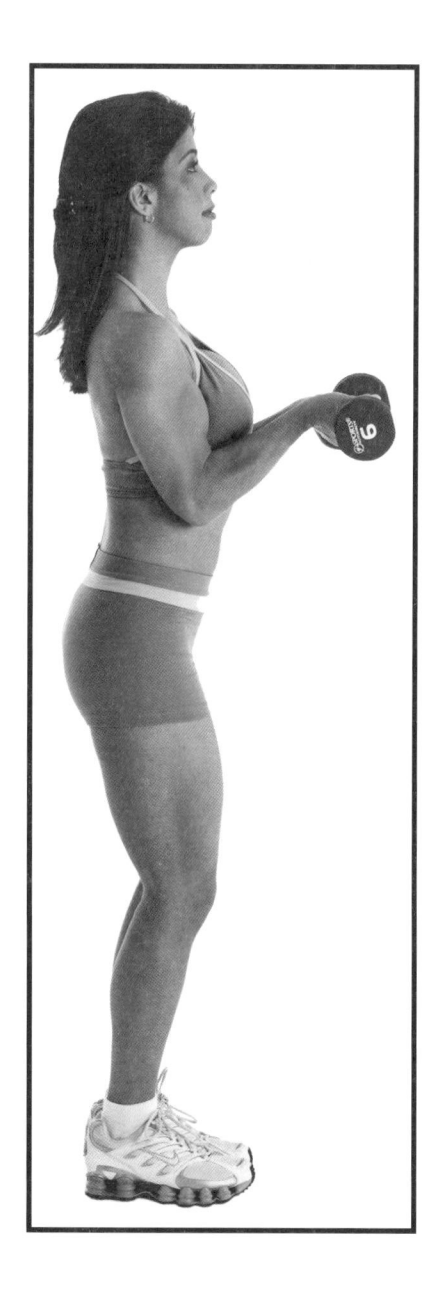

CORREÇÕES DO CORPO: PERSONALIZE SEUS EXERCÍCIOS!

18. Pressão para baixo de tríceps – parte interna

Indicador de identificação

O exercício é eficaz para todas as pessoas que querem tonificar e enrijecer a parte posterior superior dos braços. Os tipos físicos D e E podem fazê-lo para desenvolver e modelar o tríceps, e os A, B ou C se essa região estiver flácida.

Objetivo de modelagem

O exercício firma e tonifica a área frequentemente flácida na parte posterior dos braços (tríceps). Visa trabalhar especificamente a parte interna do tríceps, criando preenchimento. Fazê-lo do modo correto enrijece e tonifica a parte posterior dos braços sem deixá-los muito volumosos. Com braços mais tonificados e definidos, você pode usar roupas de manga curta sem problemas.

Posição inicial: fique com os pés afastados cerca de 30 a 45 centímetros um do outro e segure os pegadores do extensor elástico por baixo, com as palmas das mãos viradas para cima. Tenha alguém para segurar o extensor ou o prenda em um objeto estável em um ângulo. Mantenha a parte superior dos braços travada ao lado do corpo, com os braços dobrados em um ângulo de cerca de 90°. Mantenha os joelhos ligeiramente dobrados – para tirar a pressão da região lombar – e os ombros para baixo. Além disso, erga um pouco o queixo para evitar criar tensão nas costas ou no pescoço. Se você sentir dor nas costas, no pescoço ou nos punhos, pare o exercício imediatamente. Inspire.

Movimento para esculpir: expire enquanto traz os pegadores para baixo e para longe de você até os braços ficarem retos ao lado do corpo, com os punhos travados e para trás, como mostra a figura. Isso é muito importante para o tríceps se contrair corretamente. Fique na posição por 1 a 2 segundos. Inspire enquanto volta à posição inicial.

Conexão mente-corpo

Antes de começar, encontre o tríceps (parte posterior superior do braço), o principal músculo-alvo do exercício. Ponha o braço direito na posição inicial e a mão esquerda atrás do braço direito, logo abaixo da axila. Ao ficar na posição para fazer o movimento, você sentirá o tríceps na parte posterior superior do braço. Concentre-se em trabalhar essa região ao fazer o exercício.

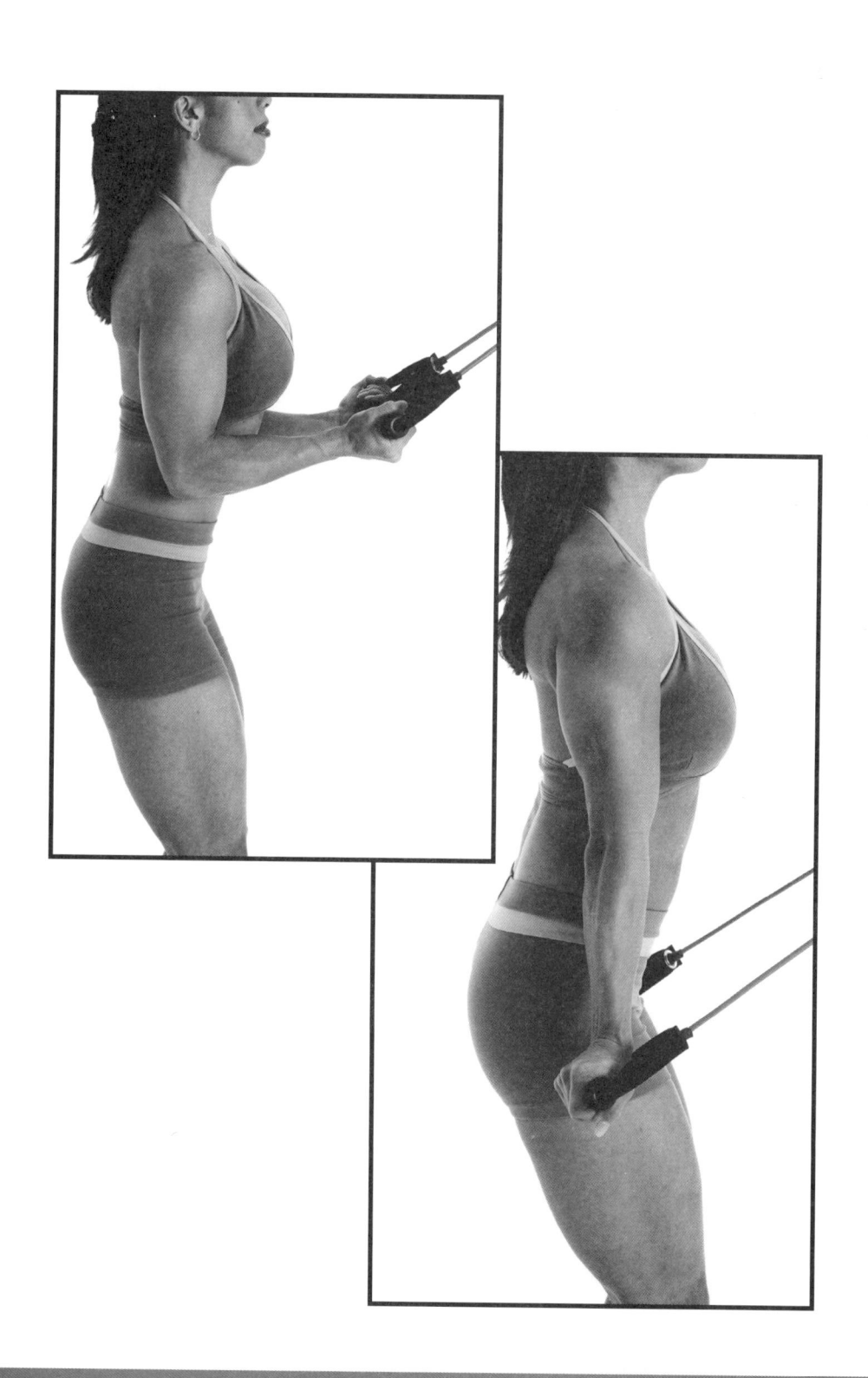

CORREÇÕES DO CORPO: PERSONALIZE SEUS EXERCÍCIOS! 147

19. Pressão para baixo de tríceps – parte externa

Indicador de identificação

O exercício é eficaz para todas as pessoas que querem tonificar, enrijecer e definir a parte posterior superior dos braços. Os tipos físicos D e E podem fazê-lo para desenvolver e modelar o tríceps, e os A e B se a região estiver flácida.

Objetivo de modelagem

Uma ligeira variação do exercício anterior, o movimento tem como alvo a parte externa do tríceps, que é a mais diretamente visível. Tudo está no ato de segurar. Vire as mãos para fora e você isolará a região. Este exercício modela e engrossa a parte superior dos braços.

Posição inicial: fique com os pés afastados cerca de 30 a 45 centímetros e segure o extensor elástico logo acima dos pegadores, com os punhos de frente um para o outro. Tenha alguém para segurar o extensor ou o prenda em um objeto estável em um ângulo. Comece com a parte superior dos braços travada ao lado do corpo e os braços dobrados de modo que fiquem paralelos ao chão. Mantenha os joelhos ligeiramente dobrados – para tirar a pressão da região lombar – e os ombros para baixo. Além disso, erga um pouco o queixo para evitar criar tensão nas costas ou no pescoço. Se você sentir dor nas costas, no pescoço ou nos punhos, pare o exercício imediatamente. Inspire.

Movimento para esculpir: expire enquanto traz os pegadores para baixo e para longe de você até os braços ficarem retos ao lado do corpo, com os punhos travados. Ao pressionar para baixo, afaste os punhos um do outro e vire-os de modo que as palmas das mãos fiquem voltadas para o chão. Fique na posição por 1 a 2 segundos. Inspire enquanto volta à posição inicial.

Conexão mente-corpo

Antes de começar, encontre o tríceps (parte posterior superior do braço), o principal músculo-alvo do exercício. Ponha o braço direito na posição inicial e a mão esquerda atrás do braço direito, logo acima do cotovelo. Ao ficar na posição para fazer o movimento para esculpir, você sentirá o tríceps na parte lateral superior do braço. Concentre-se em trabalhar essa região ao fazer o exercício.

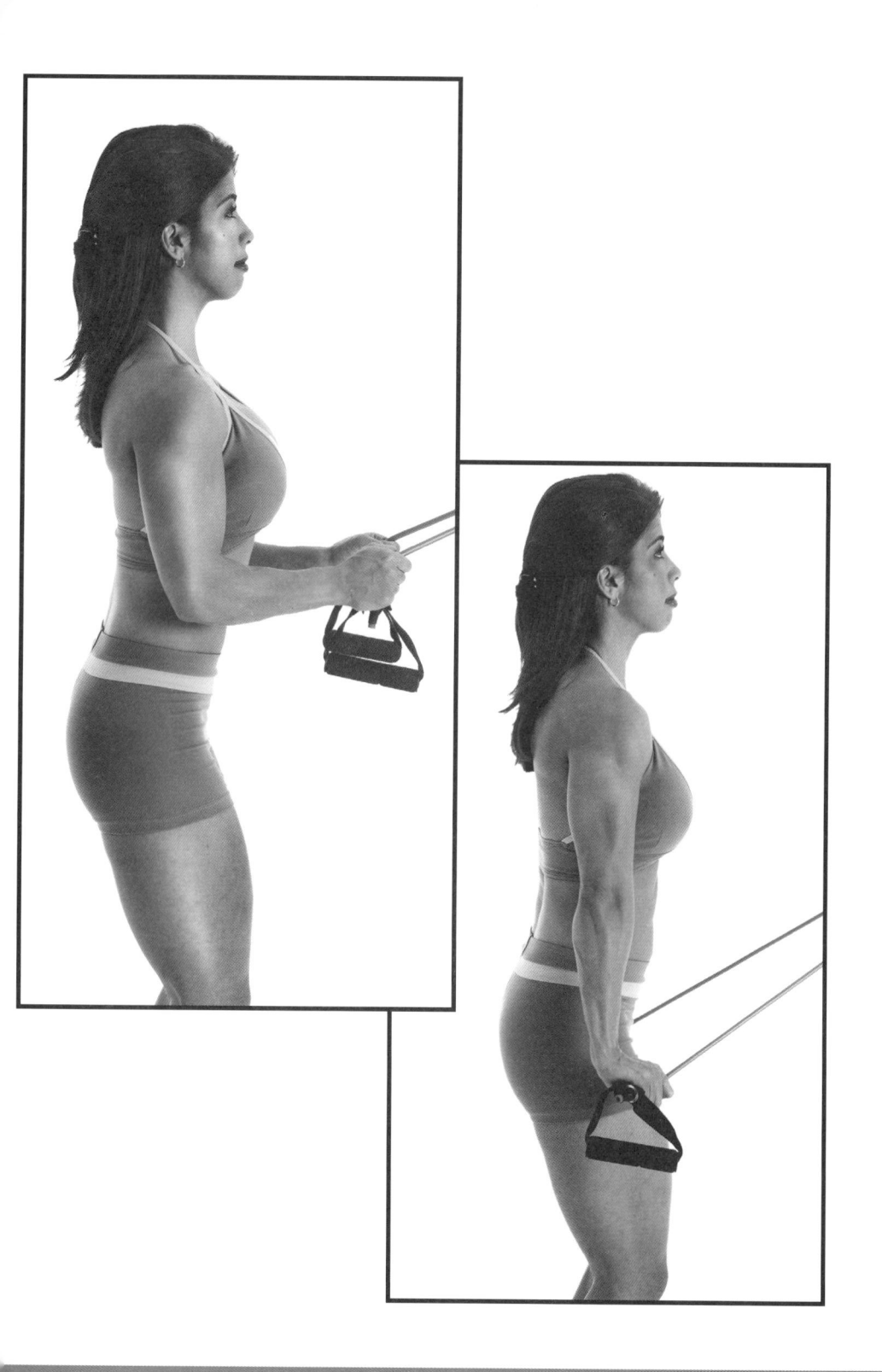

CORREÇÕES DO CORPO: PERSONALIZE SEUS EXERCÍCIOS!

20. Manguito rotador externo – em pé

Indicador de identificação

O exercício é eficaz para todos os tipos físicos. Contudo, se você tem ou teve uma lesão no manguito rotador, não o faça sem antes consultar seu médico.

Objetivo de modelagem

Embora o manguito rotador externo seja um pequeno grupo muscular na parte superior das costas, tem um papel importante na boa postura. Firmando e fortalecendo esses músculos, você coloca os ombros em uma posição vertical mais atraente – o que é muito importante se você ou seus ombros tendem a se inclinar para a frente. O manguito rotador é um dos grupos musculares mais negligenciados. Exercitá-lo pode ajudar a evitar problemas futuros nos ombros.

Posição inicial: faça o exercício com uma resistência leve, como um halter de 0,5 quilo, porque o manguito rotador externo consiste em pequenos músculos que não exigem muita força para serem trabalhados corretamente e podem se romper com bastante facilidade. Fique com os pés firmes no chão e segure um halter leve (de 0,5 a 1,5 quilo) em cada mão, com as palmas viradas para baixo. Os braços devem ficar em um ângulo de 90° em relação ao corpo, à altura do ombro. Inspire.

Movimento para esculpir: expire e gire os braços na direção da cabeça. Fique nessa posição por 1 segundo. Não estenda mais do que é confortável. Inspire enquanto volta à posição inicial.

Conexão mente-corpo

O manguito rotador é um grupo de quatro músculos – supraespinhal, infraespinhal, redondo menor e subescapular – que envolvem a articulação do ombro. Antes de começar, encontre o manguito rotador, o principal músculo-alvo do exercício. Em pé, ponha a mão esquerda nas costas para sentir a região abaixo da omoplata direita. O manguito rotador é o pequeno grupo muscular nas costas, nesse ponto. Concentre-se em trabalhar essa região ao fazer o exercício.

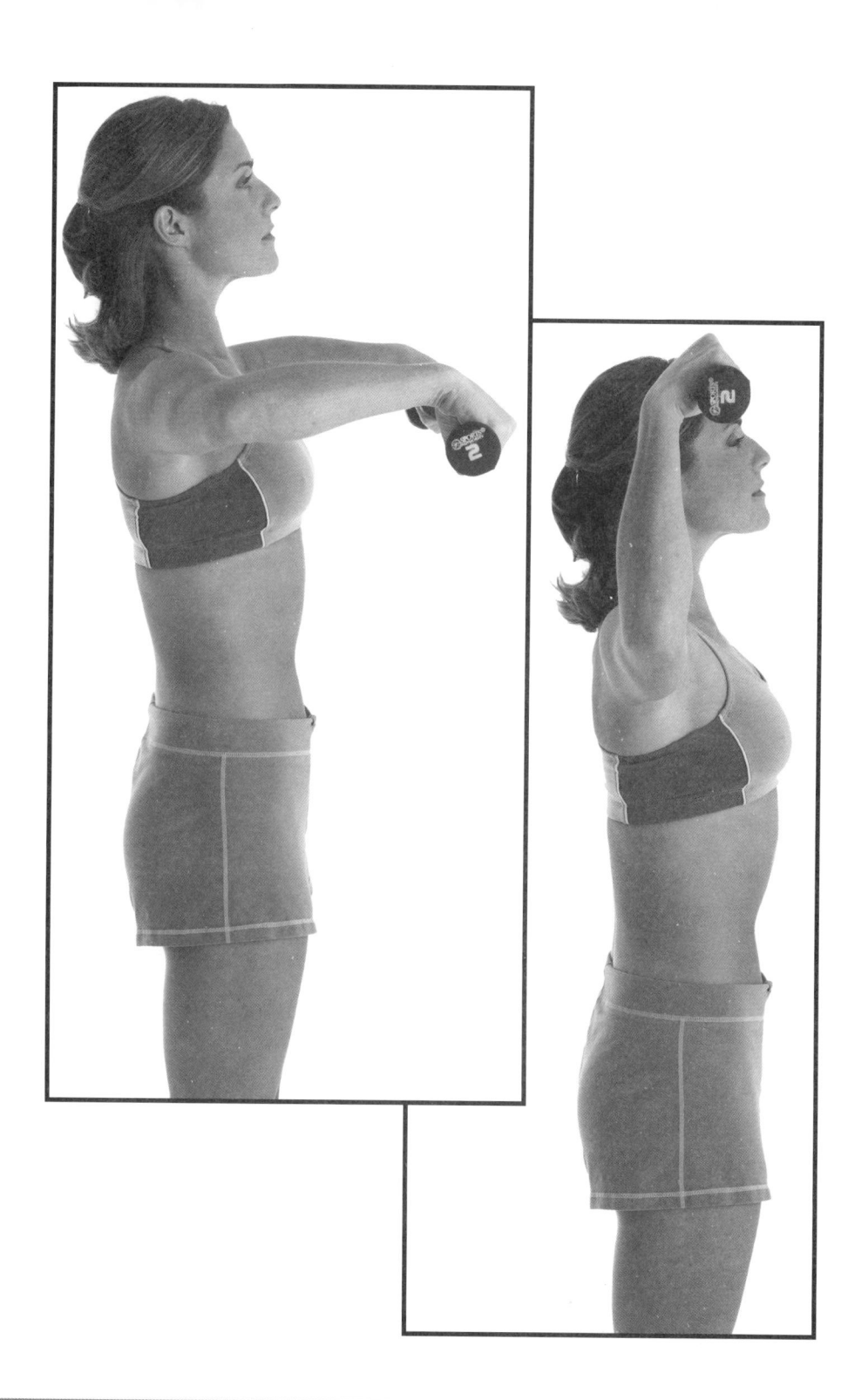

CORREÇÕES DO CORPO: PERSONALIZE SEUS EXERCÍCIOS! 151

21. Manguito rotador externo – sentado

Indicador de identificação

O exercício é eficaz para todos os tipos físicos. Contudo, se você tem ou teve uma lesão no manguito rotador, não o faça sem antes consultar seu médico.

Objetivo de modelagem

Esta é outra versão do exercício anterior; ajuda a melhorar a postura, além de modelar e definir os ombros.

Posição inicial: sente-se em uma cadeira firme e estável e segure um halter leve em cada mão. Os músculos do manguito rotador são muito pequenos, por isso tenha o cuidado de não usar muita resistência ou fazer muitas repetições. Incline-se ligeiramente para a frente, mantendo o peito para cima. Dobre os cotovelos ao lado do corpo. Inspire.

Movimento para esculpir: expire e erga os braços até ficarem a meio caminho entre a posição inicial e a altura do ombro, como mostra a figura. Fique nessa posição por 1 segundo. Não estenda mais do que é confortável. Inspire enquanto volta à posição inicial. Pare se sentir dor na região lombar, na parte superior das costas, no pescoço ou em qualquer outro lugar.

Conexão mente-corpo

O manguito rotador é um grupo de quatro músculos — supraespinhal, infraespinhal, redondo menor e subescapular — que envolvem a articulação do ombro. Antes de começar, encontre o manguito rotador, o principal músculo-alvo do exercício. Em pé, ponha a mão esquerda nas costas para sentir a região abaixo da omoplata direita. O manguito rotador é o pequeno grupo muscular nas costas, nesse ponto. Concentre-se em trabalhar essa região ao fazer o exercício.

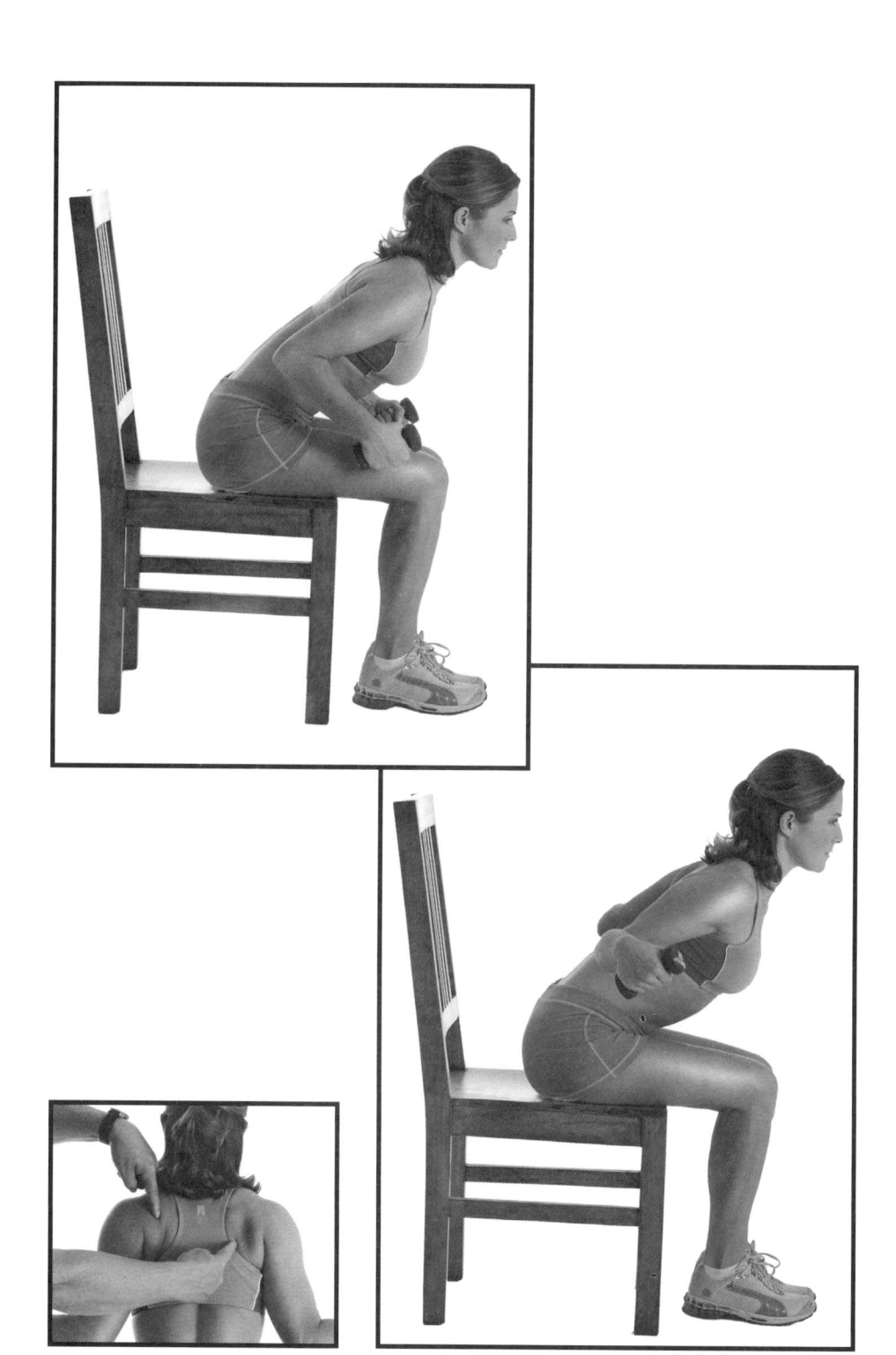

CORREÇÕES DO CORPO: PERSONALIZE SEUS EXERCÍCIOS! 153

22. Voador para o deltoide posterior

Indicador de identificação

O exercício é eficaz para todos os tipos físicos, particularmente se você tem uma postura curvada, com os ombros inclinados para a frente, e precisa aprumá-los.

Objetivo de modelagem

Tendo como alvo as bordas posteriores dos ombros, o exercício pode melhorar muito a postura. Firmar e fortalecer esses músculos ajuda a puxar os ombros para trás e endireitar o corpo. Quando você tonificar os ombros, ficará muito bem em blusas que os deixam à mostra.

Posição inicial: fique em pé com os pés afastados cerca de 30 a 45 centímetros um do outro e os joelhos ligeiramente dobrados. Com os braços estendidos à sua frente, segure as extremidades de um extensor elástico de modo que fique esticado. Mantenha o queixo erguido, ou o alto de seus ombros (trapézio) é que será trabalhado, em vez de o deltoide posterior. Inspire.

Movimento para esculpir: expire enquanto puxa os braços para trás, mantendo-os paralelos ao chão. Contraia as omoplatas. Mantenha a contração por 1 a 2 segundos. Durante todo o movimento, fique com os ombros relaxados e levemente curvados; não trave os cotovelos. Inspire enquanto volta à posição inicial. Pare o exercício imediatamente se sentir qualquer dor.

Conexão mente-corpo

Antes de começar, encontre o deltoide posterior, o principal músculo-alvo do exercício. Mantenha o braço direito estendido na posição inicial. Ponha a mão esquerda sobre o ombro direito, com os dedos apenas tocando no início da axila. Puxe o cotovelo direito de volta para a posição inicial do movimento e sinta a pequena corda muscular que se torna dominante quando o braço dobra. Concentre-se em trabalhar essa região ao fazer o exercício.

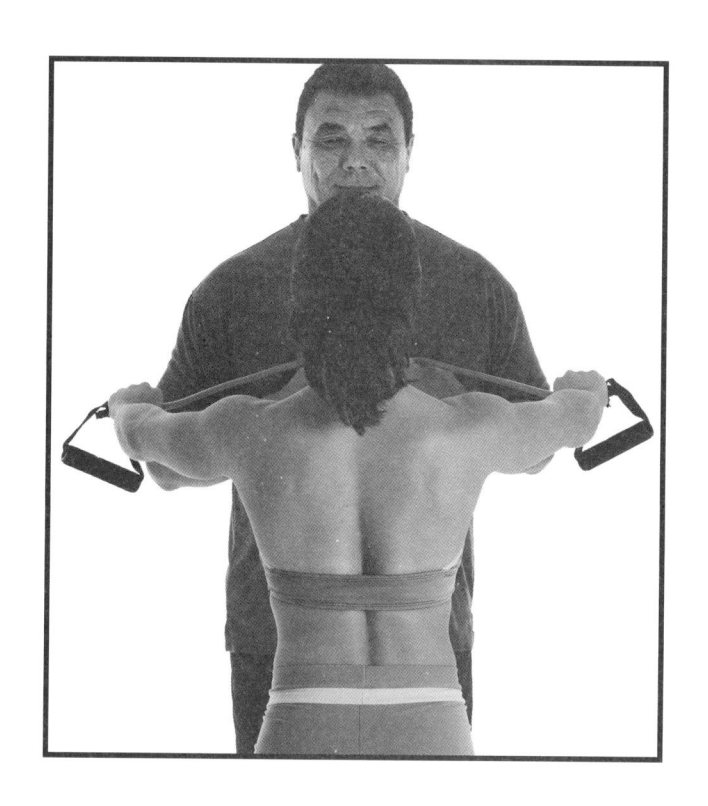

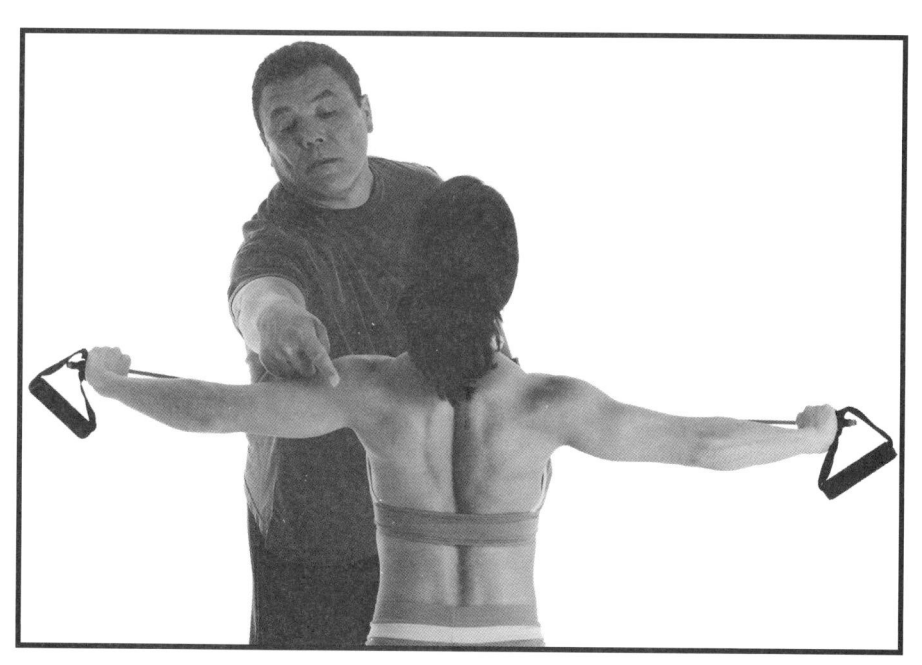

CORREÇÕES DO CORPO: PERSONALIZE SEUS EXERCÍCIOS!   155

23. Levantamento lateral de amplitude curta

Indicador de identificação

O trapézio é cada um dos dois músculos triangulares e da parte superior das costas que estão envolvidos no movimento dos ombros. O exercício é apropriado para qualquer pessoa que tenha o trapézio excessivamente desenvolvido. Sendo com frequência o resultado da inclinação para a frente diante de um computador, isso pode ter um efeito dramático na postura e aparência da parte superior do tronco.

Objetivo de modelagem

Modelar e tonificar os lados dos ombros. Manter o movimento curto modela e define os ombros sem acrescentar volume. Além disso, é especialmente eficaz se o trapézio é excessivamente desenvolvido. Com resistência leve e um alto número de repetições, você terá, num piscar de olhos, ombros lisos e sensuais. Contudo, não faça o exercício se tiver bursite ou lesões no manguito rotador ou pescoço.

Posição inicial: fique em pé com os pés juntos. Segure um halter em cada mão com os braços repousando junto aos lados do corpo. Mantenha os cotovelos ligeiramente dobrados. Fique com o pescoço, as costas e os ombros relaxados. Inspire.

Movimento para esculpir: expire enquanto estende os braços, erguendo-os a cerca de 30 a 60 centímetros da cintura. Fique na posição por 1 a 2 segundos. Inspire enquanto volta à posição inicial. Pare o exercício imediatamente se sentir alguma dor.

Conexão mente-corpo

Antes de começar, encontre o deltoide lateral (alto do braço), o principal músculo-alvo do exercício. Ponha a mão direita a meio caminho entre o cotovelo esquerdo e o ombro. Comece a erguer o braço esquerdo para o lado. Sinta o músculo da parte de fora do ombro; este é o deltoide lateral. Concentre-se em trabalhar essa região ao fazer o exercício.

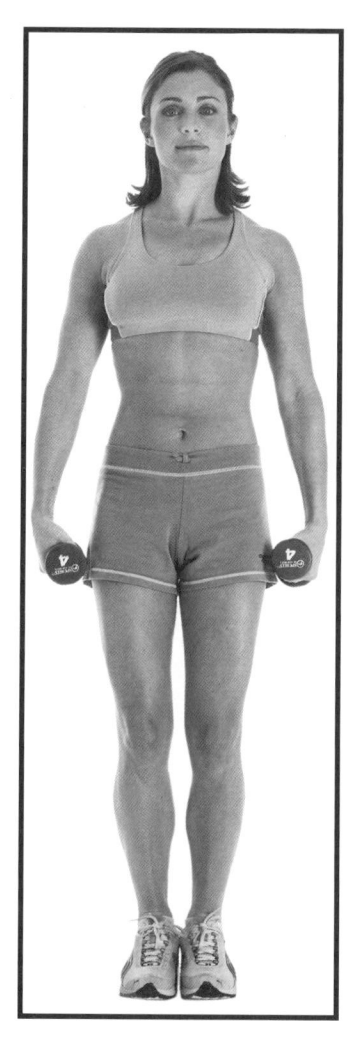

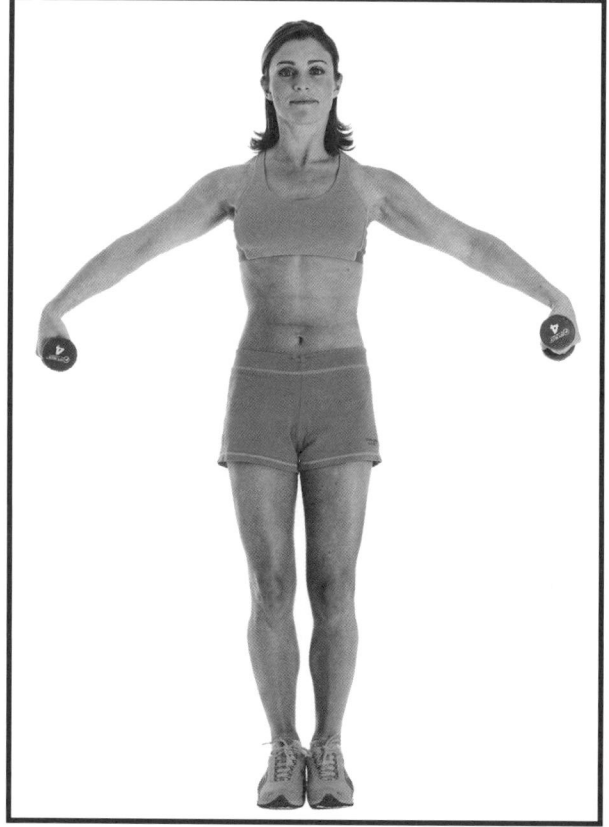

CORREÇÕES DO CORPO: PERSONALIZE SEUS EXERCÍCIOS!

24. Levantamento lateral de amplitude total

Indicador de identificação

O exercício é um bom movimento para os tipos D e E, particularmente se você tem ombros estreitos e pouco desenvolvidos.

Objetivo de modelagem

Se você tende a ter ombros estreitos ou caídos, o exercício ajudará a corrigir esse ponto problemático. Tem como alvo os músculos nos lados e em cima dos ombros, tornando-os um pouco mais largos e altos e, dessa forma, melhorando a simetria e proporção. Com um simples movimento, pode deixar você em melhor forma e mais confiante.

Posição inicial: fique em pé com os pés juntos. Segure um halter em cada mão com os braços repousando junto aos lados do corpo. Mantenha os cotovelos ligeiramente dobrados. Fique com o pescoço, as costas e os ombros relaxados. Inspire.

Movimento para esculpir: expire enquanto ergue os braços à altura dos ombros. Mantenha os punhos virados para baixo. Fique na posição por 1 a 2 segundos. Inspire enquanto volta à posição inicial. Pare este exercício imediatamente se sentir dor.

Conexão mente-corpo

Antes de começar, encontre o deltoide lateral (alto do braço), o principal músculo-alvo do exercício. Ponha a mão direita a meio caminho entre o cotovelo esquerdo e o ombro. Comece a erguer o braço esquerdo para o lado. Sinta o músculo da parte de fora do ombro; este é o deltoide lateral. Concentre-se em trabalhar essa região ao fazer o exercício.

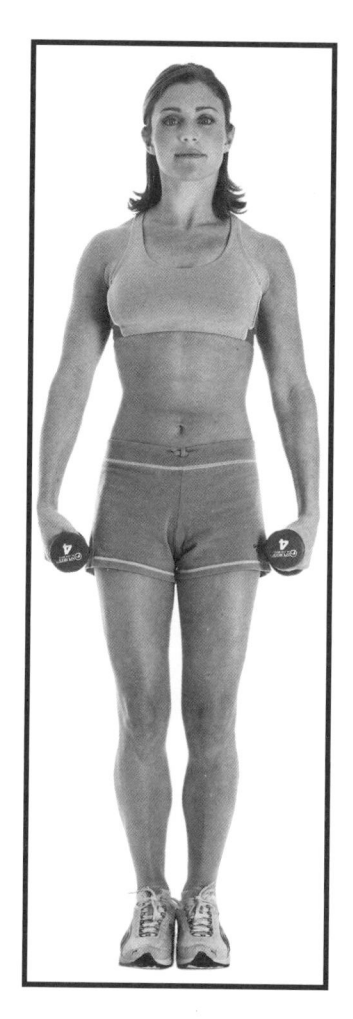

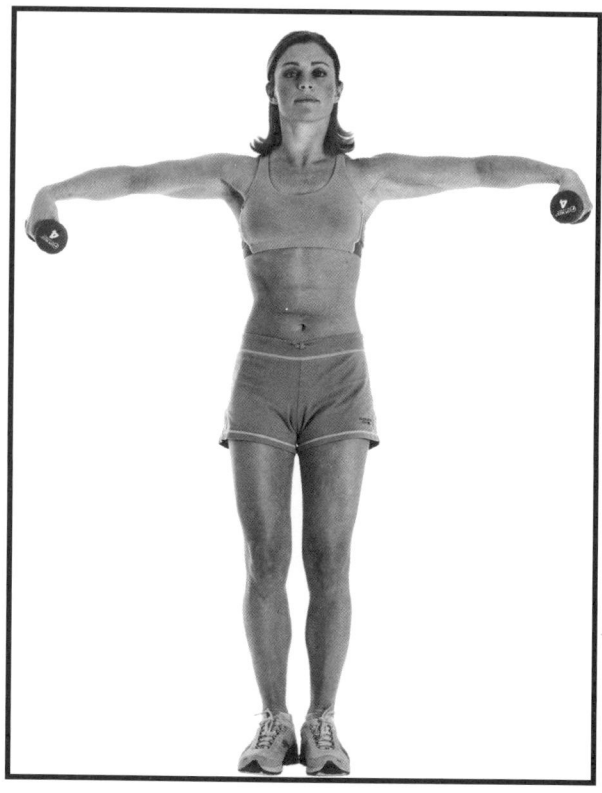

CORREÇÕES DO CORPO: PERSONALIZE SEUS EXERCÍCIOS!

25. Levantamento de halteres acima da cabeça em posição sentada

Indicador de identificação

O exercício é um bom movimento para os tipos D e E, particularmente se você gostaria de ter mais volume, forma e largura nos ombros.

Objetivo de modelagem

Independentemente se você deseja exibir os ombros em blusas de frente única ou pôr sua mala no compartimento de bagagens acima de sua cabeça ao viajar, este movimento ajudará a desenvolver e esculpir as partes lateral e anterior dos músculos dos ombros.

Posição inicial: sente-se em uma cadeira firme e estável. Segure um halter em cada mão no nível dos ombros, como mostra a figura. Inspire.

Movimento para esculpir: expire enquanto ergue lentamente os braços até ficarem quase retos. Mantenha os cotovelos ligeiramente dobrados. Inspire enquanto volta lentamente os braços à posição inicial.

> **Conexão mente-corpo**
>
> Antes de começar, ponha a mão direita sobre a articulação do ombro esquerdo. Os deltoides (músculos dos ombros) são os alvos do exercício. Esses músculos têm três partes: a anterior move seu braço para cima, para a frente e para dentro; a lateral ergue seu braço para o lado; e a posterior (traseira) move seu braço de volta e o roda. Concentre-se em trabalhar os músculos ao fazer o exercício.

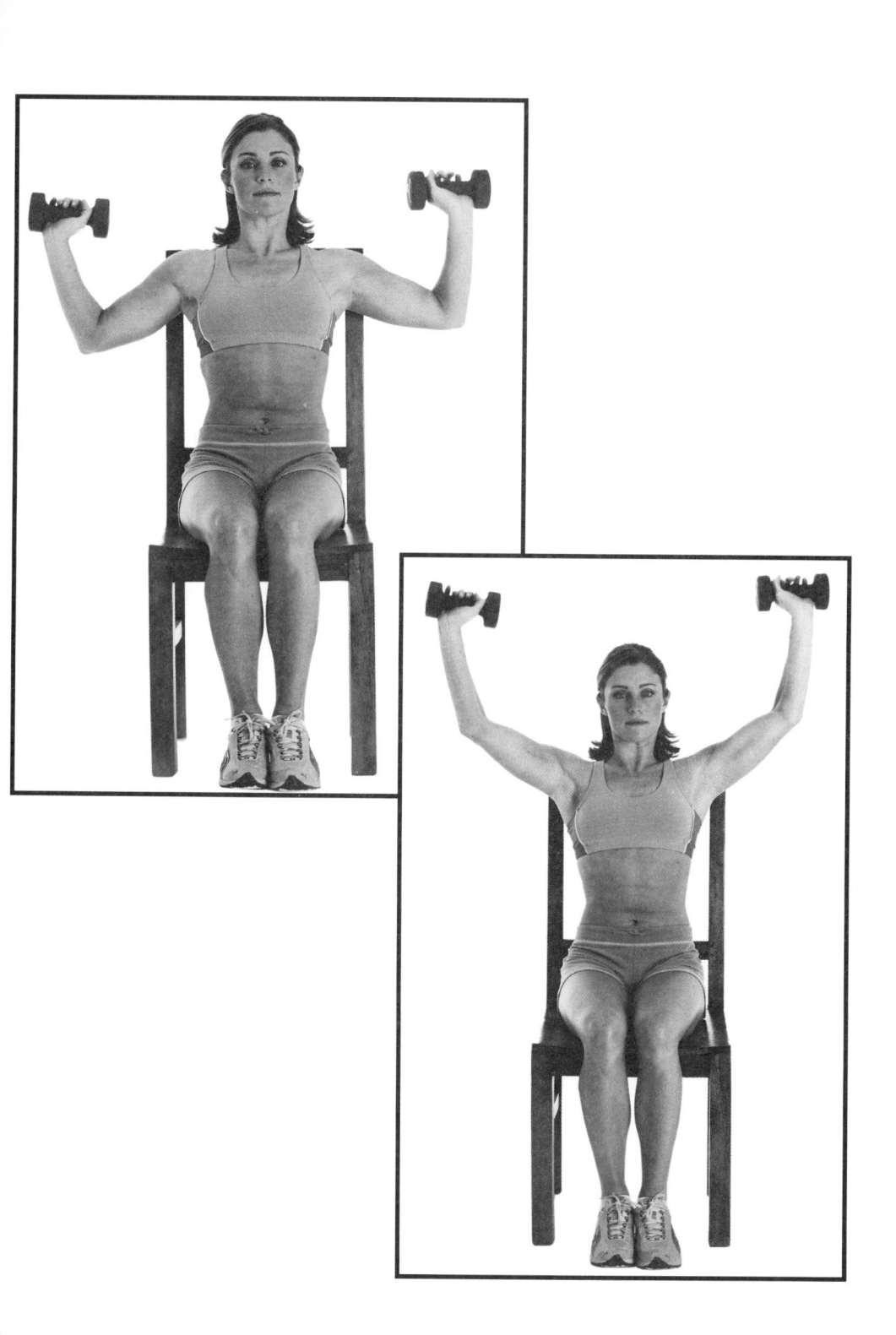

CORREÇÕES DO CORPO: PERSONALIZE SEUS EXERCÍCIOS! 161

26. Remada para trabalhar os romboides

Indicador de identificação

O exercício deixa todos os tipos físicos com costas bonitas.

Objetivo de modelagem

O exercício tem como alvo os músculos do meio das costas. Ativando-os, você ajuda a trazer os ombros para trás, melhorando a postura, definindo essa região e deixando as costas lisas e sensuais em blusas de frente única.

Posição inicial: sente-se em um banco, cadeira ou tamborete estável com os pés afastados para se equilibrar. Tenha alguém para segurar o meio do extensor elástico, deixando-o esticado, como mostra a figura, ou prenda o extensor em uma estrutura forte. Segure um pegador em cada mão com os cotovelos dobrados e os polegares apontados para cima. Com este exercício, é muito importante relaxar o pescoço inclinando um pouco o queixo para cima. Inspire.

Movimento para esculpir: expire enquanto puxa os cotovelos na direção lateral do corpo, mantendo os braços paralelos ao chão. Contraia as omoplatas. Mantenha a contração por 1 a 2 segundos. Inspire enquanto volta à posição inicial.

Conexão mente-corpo

Antes de começar, encontre os romboides, os músculos que puxam as omoplatas para dentro e o principal grupo muscular-alvo do exercício. Contraia as omoplatas e sinta a contração dos romboides – do meio das costas. Concentre-se em trabalhar essa região ao fazer o exercício.

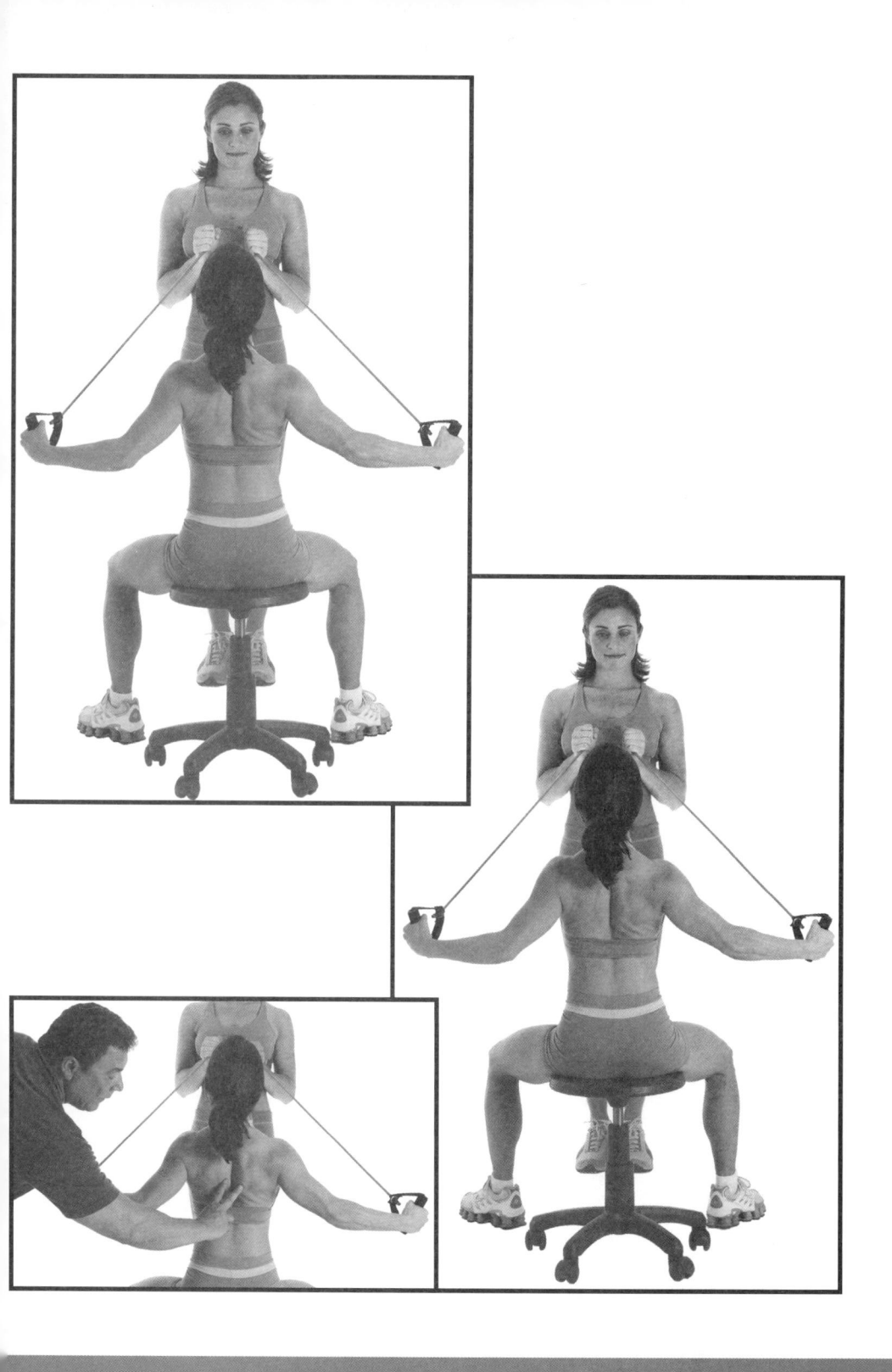

CORREÇÕES DO CORPO: PERSONALIZE SEUS EXERCÍCIOS!

27. Puxada lateral de amplitude curta

Indicador de identificação

O exercício é eficaz se você deseja uma forma em V para ajudar a minimizar a cintura e os quadris. Os tipos físicos A e B podem se beneficiar muito com esse movimento.

Objetivo de modelagem

O exercício tem como alvo os músculos laterais das costas e embaixo dos braços. Permite-lhe ficar em pé em uma linha mais reta e alargar a parte superior do corpo, fazendo a cintura e os quadris parecerem menores.

Posição inicial: sente-se em um banco, cadeira ou tamborete firme e estável. Posicione as coxas de modo que fiquem paralelas ao chão e os pés fiquem totalmente no chão, diretamente abaixo dos joelhos. Tenha alguém em pé atrás de você segurando o meio de um extensor elástico para esticá-lo e aumentar a resistência, ou prenda o extensor em uma estrutura estável. Segure os pegadores. Mantenha os braços relaxados, mas com os cotovelos ligeiramente dobrados. Além disso, mantenha os músculos abdominais retesados e o pescoço esticado. Inspire.

Movimento para esculpir: expire enquanto puxa o extensor para baixo, ao mesmo tempo deixando os cotovelos virarem um pouco para a frente do corpo, enquanto ergue o peito. Pare e contraia os lados das costas e a região embaixo dos braços. Mantenha a contração por 1 ou 2 segundos. Estenda lentamente os braços para começar a fazer os pegadores voltarem à posição inicial.

Conexão mente-corpo

O maior grupo muscular das costas é o latíssimo do dorso, o principal alvo do exercício. Parte de logo abaixo de cada axila para o centro da região lombar, e sua principal função é puxar os braços na direção do corpo. Ao fazer o exercício, concentre-se neste grupo muscular.

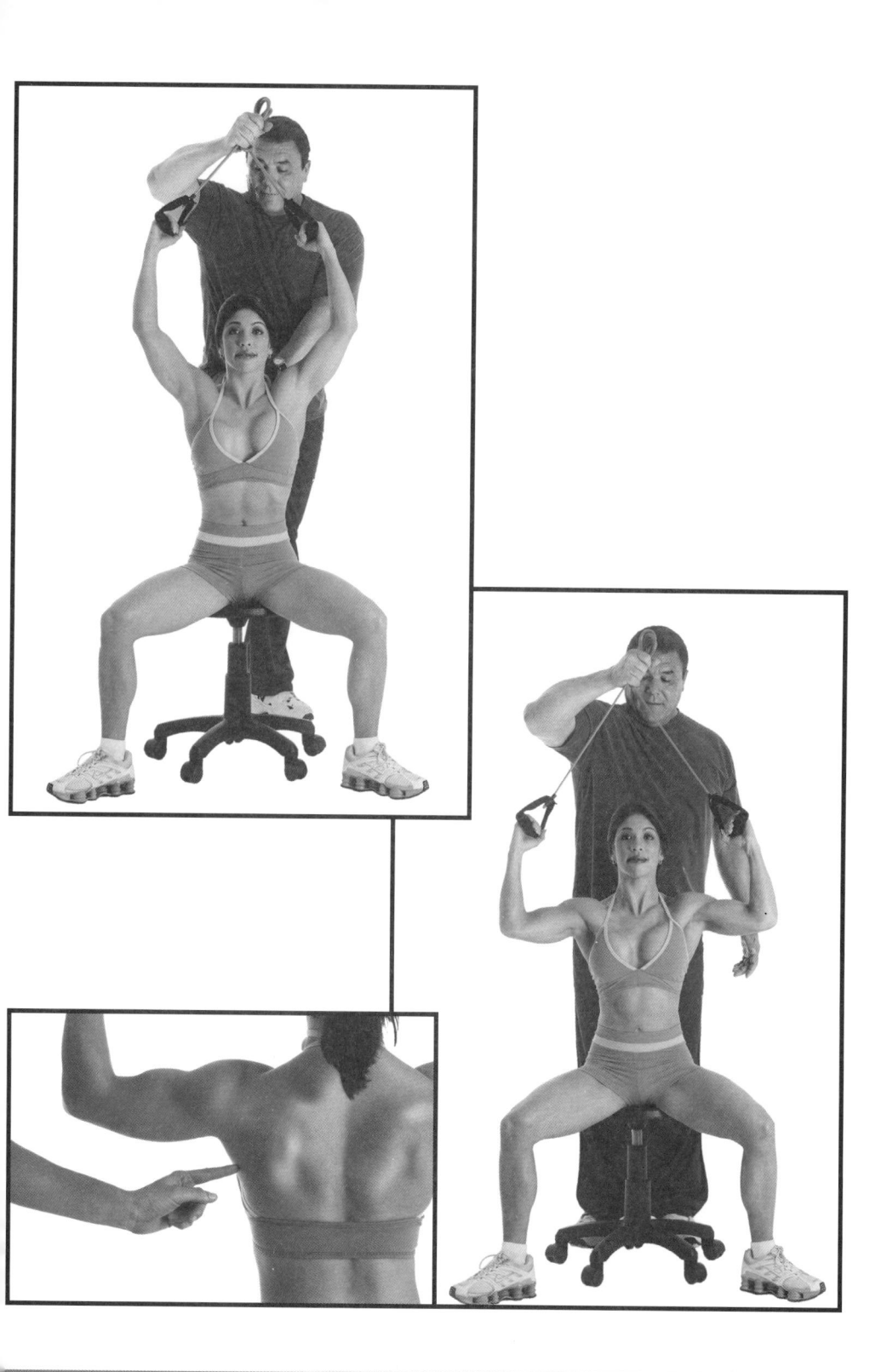

CORREÇÕES DO CORPO: PERSONALIZE SEUS EXERCÍCIOS!

Pronto! Durante 12 dias, você trabalhará seu corpo da cabeça aos pés, do lado direito ao esquerdo, usando extensores elásticos, halteres e pesos para tornozelos, em uma rotina personalizada. Logo aqueles pontos problemáticos – as regiões de seu corpo que nunca corresponderam aos seus padrões pessoais de perfeição – se tornarão uma lembrança distante, se você continuar a seguir as dicas de treinamento e exercícios para ficar com um corpo mais definido e bem proporcionado.

Mas isso não é tudo. Você também seguirá uma rotina cardiovascular para perder gordura corporal e começará a controlar a ingestão de nutrientes a fim de ter uma alimentação mais saudável e ir na direção certa para melhorar sua forma física. É o que fará a seguir.

CAPÍTULO 7

Queime gordura com exercícios cardiovasculares

Quando as celebridades em Hollywood ou os clientes do *Extreme Makeover* precisam emagrecer imediatamente, entram em contato comigo para ficar em forma. Agora você pode fazer o mesmo – desde que acrescente exercícios cardiovasculares à sua rotina para eliminar a gordura que esconde sua forma natural. Afinal, por que sofrer uma transformação se você vai esconder seu corpo sob uma camada de gordura?

Essa parte do programa o desafia a fazer exercícios cardiovasculares várias vezes por semana, dependendo de seu nível de condicionamento físico e experiência. É amplamente reconhecido que os maiores progressos (especialmente em termos de perda de gordura corporal) são feitos com exercícios cardiovasculares nesse nível de frequência. O esforço valerá a pena. Logo você começará a ver a diferença no caimento de suas roupas e em seu corpo mais magro e tonificado.

Por isso, antes de estremecer ante a ideia de tantos exercícios cardiovasculares, saiba que não tem de fazer aqueles que o deixam todo suado ou aulas intermináveis de dança aeróbica para queimar gordura. Deixe-me explicar. Alguns dos tipos mais vigorosos de exercícios cardiovasculares – como subir escadas, dança aeróbica, aulas de step, remador, kickboxing e spinning – não ajudam muito a queimar gordura. O motivo é que exercícios intensos como correr no asfalto tendem a queimar principalmente açúcar, porque envolvem o uso de fibras musculares que gastam glicogênio como combustível. O glicogênio é uma forma de açúcar armazenada nos músculos, no fígado e na corrente sanguínea. Quando seu corpo está queimando açúcar, *não* está queimando gordura.

O segredo para queimar gordura é fazer exercícios menos intensos mais constantemente. Essa é uma forma de exercício chamada de *exercício lento de longa distância* e inclui caminhada propositalmente ritmada (não intensa nem cansativa), jogging lento ou exercícios na esteira ou bicicleta ergométrica, durante 45 a 60 minutos. A vantagem do exercício lento de longa distância é que ativa a queima de gordura utilizando fibras musculares que a usam como combustível, em vez de usar açúcar. Esse modo de se exercitar aerobicamente é a maneira mais eficaz de queimar gordura, e um dos métodos que uso com todos os meus clientes, bem como com os participantes do programa *Extreme Makeover*. Usado em *O milagre da transformação em 12 dias*, o exercício lento de longa distância acelera a queima de gordura e ajuda você a perder quilos e centímetros na base da caminhada ou do jogging, fazendo-o presenciar uma transformação incrível no seu corpo ao fim de 12 dias.

Como não é extenuante ou excessivamente vigoroso, o exercício lento de longa distância deixa você energizado, não cansado. Se você se sentir exausto após o exercício, é porque se esforçou demais. Suar não significa necessariamente perder gordura. Em geral, a quantidade de suor que você produz tem a ver com sua temperatura corporal, a temperatura do ambiente e a genética, em vez de com seu real esforço.

O exercício lento de longa distância realmente afina a cintura

O exercício lento de longa distância é um dos que cria músculos abdominais mais definidos. É verdade! Com esse exercício (e dieta adequada) é mais fácil você eliminar gordura abdominal do que em qualquer outra parte do corpo. Pesquisadores da Washington University School of Medicine, em St. Louis, no Missouri, submeteram um grupo de homens e mulheres de 60 a 70 anos a um programa de exercícios que consistia em caminhada ou jogging. Em média, as pessoas se exercitaram durante 45 minutos várias vezes por semana. No final do estudo, todas haviam perdido peso. Mas a maior parte da gordura eliminada foi na área abdominal. Tudo isso mostra que um simples programa de exercícios lentos de longa distância pode derreter a gordura abdominal que surge com o envelhecimento. Mais provas disso: em outro estudo, 13 mulheres obesas se exercitaram moderadamente durante 90 minutos quatro a cinco vezes por semana, por 14 meses. No final do estudo, elas fizeram exames de tomografia computadorizada para detectar mudanças nos depósitos de gordura corporal. Curiosamente, foi perdida mais gordura na área abdominal do que na parte interna das coxas, o que prova que a gordura abdominal é facilmente queimada com um programa cardiovascular constante e de longo prazo.

Por que o exercício lento de longa distância encolhe tanto a região abdominal? Comparada com outros locais em que o corpo armazena gordura, a região abdominal é lipoliticamente ativa. Isso significa que perde gordura com facilidade, particularmente em reação aos exercícios cardiovasculares. Esses exercícios estimulam a produção da adrenalina, que aumenta os ácidos graxos na corrente sanguínea para que o corpo possa usá-los como combustível. As células adiposas na área abdominal são muito sensíveis a esse hormônio. Em resposta ao exercício, liberam mais ácidos graxos rapidamente. É muito mais fácil eliminar gordura da área abdominal que das coxas e dos quadris, onde as células adiposas são mais rebeldes. Conclusão: o exercício cardiovascular é uma ótima ferramenta para ajudar você a perder barriga, se essa é uma área do corpo que o preocupa.

Além disso, com base nas evidências disponíveis, os melhores exercícios cardiovasculares para firmar a parte do meio do corpo são caminhada, jogging ou corrida, bicicleta ergométrica ou esteira. Esses são exatamente os exercícios recomendados nesse programa.

Outros benefícios constantes dos exercícios cardiovasculares

Em geral, qualquer forma de exercício cardiovascular, inclusive o lento de longa distância, aumenta as enzimas especiais que queimam gordura corporal e o número e densidade de pequenas estruturas celulares chamadas *mitocôndrias*, onde a gordura e outros nutrientes são queimados. Quanto mais mitocôndrias você tem, mais gordura seu corpo pode queimar.

O exercício cardiovascular também combate a gordura *durante* a atividade. Cerca de 20 minutos depois de você iniciá-lo, o corpo já começa a mobilizar gordura. Portanto, para perder peso, você deve tentar fazer o exercício por mais de 20 minutos. Seu corpo não começa a queimar gordura como combustível antes de 20 a 30 minutos de atividade. Esse nível de exercício também condiciona o coração e os pulmões. Quanto melhor você estiver do ponto de vista aeróbico, mais cedo seu corpo buscará os depósitos de gordura e a queimará como combustível. Um corpo com bom condicionamento aeróbico é um corpo que queima gordura.

Mas há muitos outros benefícios a longo prazo: se você se comprometer totalmente a tornar os exercícios lentos de longa distância parte de seu estilo de vida, poderá normalizar sua pressão sanguínea, melhorar seu humor, reduzir a tensão e compensar a desaceleração do ritmo metabólico normalmente associada ao envelhecimento, além de evitar doença cardíaca e possivelmente câncer de mama.

Por que o exercício de longa distância queima gordura: a conexão com as fibras musculares

Antigamente, você se exercitava até cair, mas sem conseguir resultados muito bons. Depois de ficar sem fôlego, ainda tinha dificuldade para vestir suas roupas. Já ouvi reclamações de pessoas frustradas antes – e por isso preparei esse programa de exercícios cardiovasculares lentos de longa distância para você acabar com os quilos e centímetros a mais.

Há motivos fisiológicos específicos pelos quais esse tipo de exercício é tão eficaz em queimar gordura corporal, e eles têm a ver com a composição dos seus músculos. Em média, o corpo humano é metade musculatura – *músculos estriados esqueléticos* usados para os movimentos, *músculos lisos* ou *viscerais* que revestem vários órgãos e o *músculo cardíaco*, que ajuda a regular a ação de bombeamento do coração. Todos funcionam do mesmo modo, em geral contraindo-se e relaxando. Isso ocorre porque as fibras musculares, que são feixes de unidades contráteis que compõem os músculos, podem reduzir seu comprimento em 30 a 40%.

Quando você se exercita, usa seus músculos voluntários, aqueles que movimentam os ossos do esqueleto em reação à vontade consciente do cérebro. Há três tipos de fibras musculares presentes no tecido muscular esquelético: a *fibra de contração rápida,* a *de contração média* e a *de contração lenta*. Dependendo do seu tipo físico, você pode ter mais de um desses tipos do que de outro. Porém, as fibras musculares são altamente "plásticas" – em outras palavras, alteram suas características de acordo com o tipo de exercício que você pratica. Isso significa que você pode fazer todas trabalharem a seu favor – e modelar o físico até atingir o corpo de seus sonhos. Vamos examinar isso mais de perto.

Fibra de contração rápida – o músculo de força

Quando você dá uma tacada no golfe, ergue um halter, lança uma bola de beisebol ou corre na pista de atletismo, está usando as fibras de contração rápida. Por se contraírem rapidamente, essas fibras fornecem curtas rajadas de energia exigidas por movimentos explosivos. Esse tipo de fibra muscular não queima gordura. Em vez disso, a fonte primária de energia para as fibras musculares de contração rápida é a glicose sanguínea armazenada nas células musculares, bem como no sangue e no fígado. Embora a fibra muscular de contração rápida seja a fibra de força, essa fonte de energia se esgota rapidamente. Por isso, um corredor precisa descansar após 50 a 100 metros e um fisiculturista faz o mesmo depois de cada série de exercícios. Aliás, uma fibra muscular de contração rápida é densa e rígida, dando ao corpo a aparência musculosa. Os halterofilistas, jogadores de futebol americano, corredores e fisiculturistas tendem a desenvolver fibras de contração rápida em abundância em sua musculatura. Se você levanta pesos ou pratica outras formas de treinamento de resistência, a fibra de contração rápida é uma das que vão ser usadas para modelar, tonificar, definir e fortalecer o corpo.

Fibra de contração média – o músculo cotidiano

A fibra de contração média é muito parecida com a de contração rápida, pois também é usada para atividades explosivas. No entanto, é capaz de agir durante períodos mais longos e não tem a mesma força das fibras de contração rápida. Quando você usa vários dos aparelhos de ginástica cardiovascular da academia, tem aulas de aeróbica ou joga basquete, as fibras usadas são de contração média. São movimentos que exigem atividade explosiva de alta intensidade, mas não de natureza rápida e enérgica, exigida quando você ergue um grande peso repetidamente por 30 segundos. Como as fibras de contração rápida, as de contração média queimam açúcar; não gordura. As fibras de contração média podem ser desenvolvidas com exercícios de musculação para esculpir o corpo.

Fibra de contração lenta – o músculo que queima gordura

A fibra de contração lenta tem um papel mais dominante na queima de gordura. É o tipo de fibra que a reduz e que, em conjunto com o oxigênio, obtém a maior parte da energia da queima de gordura como combustível. Ela se contrai bem lentamente, mas com capacidade de suportar longos períodos de atividade. Recrutada quando se precisa de resistência, a fibra de contração lenta é muito resistente à fadiga, e é utilizada predominantemente durante os exercícios aeróbicos. Sua capacidade de aumentar de tamanho é limitada, e assim o músculo não cresce muito.

Os corredores e ciclistas de longa distância, maratonistas ou quaisquer tipos de atletas de resistência tendem a desenvolver uma porcentagem maior de fibras de contração lenta. Por isso, costumam ser muito magros. Usam a gordura corporal como combustível, queimando-a durante um processo denominado ciclo de Krebs. Durante esse processo, o organismo metaboliza gordura para obter energia. Mas o ciclo só ocorre depois de 15 a 20 minutos de exercício lento de longa distância. Isso gera uma exigência lenta, porém constante, de mais energia. O corpo, então, começa a usar o estoque de gordura como combustível para satisfazer a demanda. Basicamente, a meta nos exercícios lentos de longa distância é usar o máximo de fibras de contração lenta, pelo maior tempo possível, para acelerar drasticamente a velocidade de queima da gordura.

Como fazer seu programa cardiovascular de 12 dias funcionar

Agora que já analisamos os conceitos científicos pelos quais o exercício lento de longa distância funciona, é hora de fazê-lo funcionar no seu caso. Para ajudá-lo a começar a transformar seu corpo em 12 dias, criei este programa não só para queimar gordura como também para deixá-lo em melhor forma. Claro que, quando você o usa em conjunto com uma dieta personalizada, pode ver os quilos e centímetros desaparecendo. Os resultados rápidos certamente são a melhor motivação, e *O milagre da transformação em 12 dias* mostra o caminho para obtê-los.

Está pronto para começar? Continue lendo e vamos em frente. Eis os passos necessários para fazer com que tudo isso aconteça.

Passo 1. Escolha a atividade

Para o sucesso, é importante descobrir atividades que funcionem em você. Se detesta esteira, mas adora caminhar ao ar livre ou em um lugar fechado, estas últimas atividades serão eficazes no seu caso. Contudo, não suba ladeiras; só caminhe em lugares planos. Das formas a seguir de exercício lento de longa distância, escolha uma ou duas que aprecie e possa realizar pelo que lhe resta de vida.

Caminhada ritmada

A caminhada é uma atividade que qualquer um pode fazer em qualquer lugar. É fácil, conveniente e barata. Além disso, é um dos exercícios mais eficientes para se queimar gordura – desde que seja feito de forma rítmica. Chamo isso de caminhada ritmada. A ideia é manter a pulsação dentro de certa faixa durante um longo período, sem muita flutuação, para queimar gordura (explicarei melhor adiante). A caminhada ritmada é a escolha perfeita se você estiver fora de forma ou tiver feito pouco ou nenhum exercício cardiovascular antes.

Algumas dicas importantes:

- Use roupas confortáveis, um bom par de tênis resistentes e bem acolchoados para caminhada ou corrida e um relógio de pulso com ponteiro de segundos, cronômetro ou monitor de frequência cardíaca.
- Mantenha a cabeça reta e olhe para a frente.
- Mantenha os cotovelos dobrados em um ângulo de cerca de 90°, junto à lateral do corpo. Balance os braços para frente e para trás enquanto caminha.
- Caminhe tocando o chão primeiro com o calcanhar, depois vá pressionando a sola do pé contra o chão, do calcanhar para a frente do pé. Empurre o chão com a frente do pé para obter mais impulso.
- Dê passos confortáveis e suaves e tente se manter em sua Zona de Queima de Gordura (veja a página 141).
- Aqueça-se antes do exercício e se alongue depois. Ajuda a evitar lesões e maximiza a oxigenação dos músculos, de modo que acelera a queima de gordura.
- Não caminhe em terreno irregular. Permaneça em terreno horizontal; isso garante o uso de suas fibras de contração lenta e a estabilidade de sua frequência cardíaca.

- Para minimizar o risco de lesão, evite caminhar em terreno cimentado; prefira terreno macio, como grama, trilhas, terra batida, superfícies emborrachadas etc.
- Veja se o trajeto é seguro e bem iluminado e avise aonde vai, para sua segurança. Leve um apito ou algum outro dispositivo para fazer barulho. Use roupas reflexivas caso se exercite fora de casa antes do nascer do sol ou depois do crepúsculo.
- Pare e confira a pulsação a cada cinco ou seis minutos, para continuar na sua Zona de Queima de Gordura. Se sua frequência cardíaca estiver rápida demais, diminua o ritmo. Se estiver lenta demais, acelere.
- Torne sua caminhada uma meditação. Observe os arredores ou repita um mantra, como *eu me sinto ótimo... esta é a melhor coisa que já fiz por meu corpo.*

Caminhada/jogging

Se você já caminha, pode ser uma boa ideia alternar caminhada e jogging. Isso vai manter sua frequência cardíaca no ponto em que ela precisa ficar. Descobri que, para quem já está pronto para se esforçar um pouco mais, caminhar ritmicamente por cinco minutos e depois fazer um jogging lento pelo mesmo período de tempo funciona melhor.

Essa sequência é uma forma de treinamento que alterna rajadas curtas de exercícios de mais alta intensidade com intervalos de atividade mais lenta. Esse tipo de exercício libera hormônios que criam massa magra, queimam gordura e trabalham fibras musculares negligenciadas. Todo exercício ajuda o metabolismo, mas esse treinamento proporciona uma queima de gordura extra. Seu metabolismo fica mais acelerado, permitindo-lhe queimar gordura.

Para obter melhores resultados, siga esse padrão de intervalo por 45 a 60 minutos (precedido de aquecimento e seguido de alongamento). Uma caminhada/jogging é a ponte perfeita para o próximo nível de intensidade – o jogging. Siga as mesmas instruções que já dei.

Jogging lento

Se você já estiver craque na caminhada, mas a balança não se mexer, talvez seja a hora de passar para o jogging. Quando avançar para o jogging lento, pode ter certeza que verá os resultados surgirem rapidamente. Descobri que esse exercício é o método mais eficaz para queimar gordura, principalmente se você quiser esculpir quadril, coxas e nádegas.

Mesmo assim, o jogging é um dos exercícios mais difíceis para o sistema músculo-esquelético e pode aumentar o risco de lesões, como entorses e distensões do tornozelo, problemas lombares, síndrome do estresse tíbio-medial, lesões do joelho e distensões musculares. Para reduzir os riscos, use tênis adequados, corra em terreno macio, como grama, terra batida ou superfícies emborrachadas e procure aquecer-se antes e alongar-se depois do jogging. Eis algumas orientações para o jogging lento:

- Mantenha boa postura, cabeça e queixo erguidos.
- Mantenha os cotovelos dobrados em um ângulo de 90°, junto à lateral do corpo. Deixe os braços balançarem para a frente e para trás enquanto corre.
- Dê passos razoavelmente curtos, tocando o solo com o calcanhar primeiro.
- Use tênis resistentes e bem acolchoados para corrida.
- Corra em áreas bem iluminadas e avise aonde vai. Use roupas reflexivas se correr à noite.
- Corra em terreno macio, em vez de cimentado.

- Monitore a frequência cardíaca para ver se está na Zona de Queima de Gordura.
- Não corra se tiver problemas nas costas, no joelho, no tornozelo ou no pé, ou qualquer doença cardiovascular.

Corrida

Se você já pratica jogging mas quer ir para um nível acima porque está muito bem condicionado, experimente correr. Eis algumas orientações para a corrida:

- Use tênis resistentes e bem acolchoados para corrida.
- Corra em áreas bem iluminadas e avise aonde vai.
- Mantenha boa postura, cabeça e queixo erguidos.
- Mantenha os cotovelos dobrados em um ângulo de 90°, junto à lateral do corpo. Deixe os braços balançarem para a frente e para trás enquanto corre.
- Dê passos razoavelmente curtos, tocando o solo primeiro com o calcanhar.
- Lembre-se de verificar a pulsação antes, durante e depois da corrida.

Esteira

As esteiras oferecem um jeito ideal de fazer a caminhada de longa distância ou o jogging dentro de casa ou na academia. Com ela, é fácil manter o ritmo constante e a frequência cardíaca na Zona de Queima de Gordura. Além disso, a maioria das esteiras é acolchoada, o que reduz o impacto nas articulações. As esteiras elétricas são preferíveis às mecânicas, porque mantêm o ritmo constante. As mecânicas podem obrigá-lo a fazer esforço demais. Siga as seguintes orientações para se exercitar na esteira:

- Comece devagar para se aquecer. Depois de cinco ou seis minutos, saia da esteira para checar a frequência cardíaca. Para evitar lesões, não tente verificar a pulsação enquanto ainda estiver na esteira. Se a frequência cardíaca estiver lenta, aumente a velocidade da esteira. Se estiver rápida demais, reduza-a.
- Não incline a esteira. Em vez disso, deixe-a na horizontal. As esteiras inclinadas podem causar tensão lombar e obrigar você a se esforçar demais para queimar gordura.
- Para queimar mais gordura, experimente balançar os braços enquanto caminha na esteira. Pesquisas mostram que balanços vigorosos de braços aumentam em cerca de 50% o potencial de queima de gordura, além de proporcionar à parte superior do corpo um bom exercício.
- Não se esqueça de monitorar a frequência cardíaca.

Bicicleta ergométrica

Modo popular de fazer exercício lento de longa distância, a bicicleta ergométrica é ótima para queimar gordura e melhorar a forma física em geral. Aumenta o tônus muscular da parte inferior do corpo e a força aeróbica, contanto que você se exercite constantemente em sua Zona de Queima de Gordura. Eis algumas dicas para ajudá-lo a queimar gordura com eficácia:

- Regule o assento corretamente, de modo que seu joelho fique ligeiramente dobrado quando você esticar as pernas. Sentar-se na altura incorreta pode forçar demais suas articulações.
- Apoie-se no guidão para tirar a pressão de sua área lombar e aumentar a circulação nas pernas.
- Se o assento for duro ou estreito demais, invista em shorts acolchoados para ciclismo ou em uma boa capa de gel para assento.

- Use a tensão leve, com pouca resistência, para as rodas girarem com facilidade e você conseguir manter a pulsação na Zona de Queima de Gordura.
- Evite programas que subam e desçam morros; fique na horizontal, para não perder os benefícios do exercício na bicicleta.
- Não escolha a bicicleta ergométrica se tiver pernas muito grandes, porque esse tipo de exercício lento de longa distância pode deixar as pernas musculosas. Prefira caminhada ou jogging; essas atividades são mais eficazes para afinar e tonificar pernas e quadris.
- A bicicleta ergométrica pode forçar demais os quadris, a região lombar, os tornozelos e joelhos se você não estiver acostumado a esse tipo de exercício. Se sentir dor, pare! Se não conseguir regular o aparelho para se exercitar de modo confortável, volte a caminhar ou a praticar jogging.

Passo 2. Encontre sua Zona de Queima de Gordura – e não saia dela!

O próximo passo importante no planejamento de seu programa de exercício lento de longa distância é determinar sua Zona de Queima de Gordura: a frequência cardíaca na qual seu corpo a queima. Se a velocidade com que seu coração bate for baixa demais durante o exercício, seus esforços não o ajudarão muito a queimar gordura. Se o coração bater rápido demais, acabará queimando açúcar da corrente sanguínea (glicose) e menos gordura. Nos exercícios de alta intensidade, o corpo precisa de combustível prontamente disponível para abastecer as fibras de contração rápida; assim, recorre aos estoques de açúcar. Portanto, a meta é manter a frequência cardíaca na Zona de Queima de Gordura entre "lenta demais" e "rápida demais", para o corpo queimar proporcionalmente mais gordura que açúcar. Ao se exercitar nessa zona, você dá ao corpo mais tempo para usar a gordura armazenada como combustível.

Então qual é sua Zona de Queima de Gordura? Um modo de descobrir é usar uma fórmula comum para estimar sua frequência cardíaca máxima; depois você calcula uma porcentagem da sua frequência máxima para definir sua Zona de Queima de Gordura, que comumente é definida como 50 a 65%, ou 70% se você estiver bem condicionado. Para calcular sua Zona de Queima de Gordura, use a fórmula a seguir:

- Subtraia sua idade de 220 para descobrir sua frequência cardíaca máxima. Digamos que você tenha 35 anos. Sua frequência cardíaca máxima seria de 185 batidas por minuto.
- Agora multiplique sua frequência cardíaca máxima por 50, 55, 60, 65 ou 70% para descobrir sua Zona de Queima de Gordura. Usando o mesmo exemplo, seria 93 (185 x 0,50), 102 (185 x 0,55), 111 (185 x 0,60), 120 (185 x 0,65) ou 130 (185 x 0,70).

Quanto mais perto você chegar de 65 ou 70%, melhor. Porém, se estiver gordo demais, fora de forma ou descondicionado de alguma outra maneira, deve começar com 50% de sua frequência cardíaca máxima. (À medida que você continuar se exercitando aerobicamente após o período de 12 dias, pode subir gradativamente para 65 ou 70%).

Se você detesta matemática e não consegue fazer contas, use a tabela a seguir. É só encontrar sua idade e passar para a coluna em frente para localizar a faixa que está procurando.

TABELA DE FREQUÊNCIA CARDÍACA

Idade	50%	55%	60%	65%	70%
18-19	101	111	121	131	141
20-21	100	110	120	130	139
22-23	99	109	119	129	138
24-25	98	108	118	127	137
26-27	97	107	116	126	135
28-29	96	106	115	125	134
30-31	95	105	114	124	132
32-33	94	103	113	122	131
34-35	93	102	112	121	130
36-37	92	101	110	120	128
38-39	91	100	109	118	127
40-41	90	99	108	117	125
42-43	89	98	107	116	124
44-45	88	97	106	115	123
46-47	87	96	104	114	121
48-49	86	95	103	113	120
50-51	85	94	102	112	118
52-53	84	92	101	111	117
54-55	83	91	100	109	116
56-57	82	90	98	108	114
58-59	81	89	97	107	113
60-61	80	88	96	105	111
62-63	79	87	95	104	110
64-65	78	86	94	103	109
66-67	77	85	92	101	107
68-69	76	84	91	100	106
70-71	75	83	90	99	104
72-73	74	81	89	98	103
74-75	73	80	88	96	102
76-77	72	79	86	95	100

Observação importante: se você já estiver em excelentes condições cardiovasculares, será capaz de se exercitar em até 70% de sua frequência cardíaca máxima.

Para ter certeza de que está na sua Zona de Queima de Gordura ideal enquanto se exercita, tome o pulso, colocando os dedos médio e indicador sobre a parte interna. Mantenha-os aí até sentir os batimentos cardíacos – ou seja, sua pulsação. Depois que a localizar, é só contar os batimentos durante dez segundos (use um relógio com ponteiro de segundos ou um cronômetro) e depois multiplicar esse número por seis para saber sua frequência cardíaca por minuto. Outra opção para acompanhar os batimentos cardíacos é investir em um monitor de frequência cardíaca, um conveniente recurso tecnológico.

Se sua frequência cardíaca estiver mais baixa do que deveria, acelere. Se estiver mais rápida, desacelere para voltar à sua Zona de Queima de Gordura. Quando estiver nela, deve respirar com um pouco mais de força que o normal, mas ainda assim conseguir conversar confortavelmente sem precisar tomar fôlego. Se você continuar a usar o exercício lento de longa distância depois de *O milagre da transformação em 12 dias*, desenvolverá uma consciência do ritmo adequado para seu corpo e não precisará mais verificar a frequência cardíaca tantas vezes. Mesmo assim, deve continuar a verificá-la periodicamente para confirmar se está queimando a maior quantidade de gordura possível.

Quando se trata de queimar gordura, quanto mais você malhar, melhor! Na verdade, você só passa a queimar alguma gordura depois que sua frequência cardíaca estiver na Zona de Queima de Gordura há pelo menos cinco a dez minutos, e só começa a queimá-la *rapidamente* após 30 minutos nessa zona.

Portanto, a ideia central do exercício lento de longa distância é malhar aerobicamente durante mais tempo que o normal – 45 a 60 minutos – com uma intensidade mais baixa, mantendo a frequência cardíaca na zona recomendada, a fim de ativar as fibras musculares de contração lenta e utilizar mais gordura como combustível. Durante o programa, você deve se exercitar quatro a seis vezes por semana. Esta deve ser sua meta para obter resultados ideais. Eis uma sugestão de horário para seus exercícios:

SUGESTÃO DE HORÁRIO PARA EXERCÍCIOS LENTOS DE LONGA DISTÂNCIA

Dia	Exercício	Aquecimento + exercício + alongamento
1	Caminhada ritmada/caminhada/jogging/jogging lento, esteira ou bicicleta ergométrica	45-60 minutos
2	Caminhada ritmada/caminhada/jogging/jogging lento, esteira ou bicicleta ergométrica	45-60 minutos
3	*Descanso*	
4	Caminhada ritmada/caminhada/jogging/jogging lento, esteira ou bicicleta ergométrica	45-60 minutos
5	Caminhada ritmada/caminhada/jogging/jogging lento, esteira ou bicicleta ergométrica	45-60 minutos
6	*Descanso* ou caminhada ritmada/caminhada/jogging/jogging lento, esteira ou bicicleta ergométrica	45-60 minutos
7	Caminhada ritmada/caminhada/jogging/jogging lento, esteira ou bicicleta ergométrica	45-60 minutos
8	Caminhada ritmada/caminhada/jogging/jogging lento, esteira ou bicicleta ergométrica	45-60 minutos
9	*Descanso*	
10	Caminhada ritmada/caminhada/jogging/jogging lento, esteira ou bicicleta ergométrica	45-60 minutos
11	Caminhada ritmada/caminhada/jogging/jogging lento, esteira ou bicicleta ergométrica	45-60 minutos
12	*Descanso* ou caminhada ritmada/caminhada/jogging/jogging lento, esteira ou bicicleta ergométrica	45-60 minutos

Uma observação adicional: um ótimo indicador do condicionamento aeróbico é a frequência cardíaca em repouso. Em um atleta altamente treinado, o coração bate 30 a 40 minutos em repouso;

nas pessoas normais, 70 a 80 vezes por minuto; e nas sedentárias e fora de forma, 80 a 100 vezes por minuto. Verifique sua frequência cardíaca de vez em quando, ao se levantar pela manhã. Se estiver baixa, seu coração está batendo menos vezes, mas bombeando mais sangue com cada batimento. Isso significa que está trabalhando de forma mais eficiente.

Passo 3. Planeje seu exercício para otimizar a queima de gordura

Qualquer hora é hora para fazer um exercício lento de longa distância! Mas para queimar gordura, alguns momentos são melhores que outros – como após sua última refeição, porque você pode queimar tudo que ingeriu. Segundo minha experiência e observação, você queima gordura rapidamente se fizer o exercício após a última refeição. Na verdade, pesquisadores descobriram que se exercitar aerobicamente entre uma e três horas após uma refeição queima até 15% a mais de calorias do que apenas se jogar no sofá após uma refeição. Se seu horário permitir, experimente essa abordagem.

Outra recomendação é fazer o exercício cardiovascular após os exercícios recomendados para esculpir o corpo. A glicose armazenada e o glicogênio fornecem a energia necessária durante "sua rotina para esculpir". Mas depois você fica com menos dessas fontes de energia disponíveis. Quando faz o exercício cardiovascular *depois* dos exercícios para transformação, sua principal fonte de combustível passa a ser a gordura – exatamente o que você quer queimar. Contudo, não faça isso se tiver hipoglicemia ou estiver muito fora de forma.

Passo 4. Sempre faça aquecimento e alongamento

Antes de começar seu programa de exercícios, prepare-se com um aquecimento adequado. Ele aumenta o fluxo de sangue para os músculos e o tecido conjuntivo, causa elevação gradativa da frequência cardíaca, aumenta a temperatura dos músculos ativos para que o suprimento de sangue seja melhor e influencia positivamente a velocidade da contração muscular. Basicamente, prepara o corpo para a ação e reduz a possibilidade de lesão muscular e posterior dor nos músculos.

A melhor maneira de se aquecer para o exercício lento de longa distância é simplesmente começar a rotina em um ritmo mais lento e tranquilo. Por exemplo, se você estiver fazendo caminhada ritmada, comece a andar em um ritmo deliberadamente mais lento, só para seu coração começar a bombear o sangue mais rápido. Ou, se estiver fazendo jogging lento, corra sem sair do lugar. Dois a três minutos nesse ritmo mais lento devem bastar para que você se aqueça o suficiente.

Nunca deixe de fazer o aquecimento! Exercício físico súbito sem aquecimento gradativo pode levar a uma frequência cardíaca anormal e fluxo de sangue inadequado para o coração, juntamente a outras alterações possíveis da pressão sanguínea. Tudo isso pode ser arriscado, especialmente para pessoas idosas.

Seu status cardiovascular: recomendações especiais para situações especiais

Se você já se exercita regularmente sem problema algum, procure se exercitar de 45 a 60 minutos. Outras pessoas podem precisar ir mais devagar e não começar no auge da velocidade. Há aqueles que precisam de um ritmo mais lento, que permita uma adaptação gradativa do corpo ao novo estresse, especialmente se não se exercitavam muito antes, se estiverem acima do peso ou se forem de idade avançada. Há vários problemas especiais de saúde que podem exigir adaptação do programa de exercícios. Se qualquer uma das situações a seguir se aplicar a você, leve-as a sério. Siga as recomendações, pois são fundamentais para sua saúde e seu bem-estar.

- *Se você tiver algum problema cardiovascular ou qualquer tipo de problema de saúde,* procure seu médico para pedir a aprovação dele antes de começar um programa de exercícios. Em caso positivo, peça para que ele determine sua Zona de Queima de Gordura e o nível de intensidade mais adequado para você. Só depois prossiga.
- *Se você tiver 45 quilos ou mais acima do peso,* consulte seu médico antes de iniciar esse programa. Descubra o que pode fazer para começar do ponto de vista médico. Muitas pessoas obesas ficam sem fôlego só de andar até a caixa de correio. Carregar quilos a mais obriga o coração e o corpo a fazerem hora extra e, consequentemente, você pode atingir sua Zona de Queima de Gordura extremamente rápido. Procure ficar nos 50 a 55% de frequência cardíaca máxima e caminhe por pelo menos cinco minutos. Vá acrescentando um ou dois minutos a esse tempo, ou tanto quanto seu corpo permitir, sem desconforto. Continue aumentando o tempo depois dos 12 dias do programa, para começar a incorporar exercícios que queimam gordura ao seu estilo de vida.
- *Se você estiver fora de forma, 20 quilos ou mais acima do peso e/ou for idoso,* comece com 5 a 10 minutos de caminhada devagar ou pedalagem na bicicleta ergométrica a 55% de sua frequência cardíaca máxima (mas primeiro peça autorização a seu médico). Aumente esse tempo devagar, à medida que seu corpo se acostumar com o exercício. Continue a se exercitar depois dos 12 dias deste programa, com acréscimos gradativos de tempo à sua rotina, para otimizar a queima de gordura.

- *Se você tiver feito pouco ou nenhum exercício cardiovascular na vida, mas gozar de boa saúde,* comece com apenas 10 a 15 minutos a 55% de seu máximo da Zona de Queima de Gordura. Acrescente mais tempo à medida que se sentir bem. Passados os 12 dias do programa, trabalhe no sentido de aumentar seu tempo para 45 minutos. Depois eleve aos poucos sua frequência cardíaca de 5 em 5% até chegar a 65% do máximo. Assim você manterá a queima de gordura toda vez que se exercitar.
- *Se você estiver relativamente em boa forma e 20 quilos ou menos acima do peso,* comece com 20 a 30 minutos a 60% do seu máximo. Acrescente 5 a 10 minutos ao seu tempo, à medida que se sentir capaz e que entrar em forma do ponto de vista aeróbico. Por fim, faça 45 minutos até uma hora por sessão. Ao mesmo tempo, procure aumentar a intensidade para 65% da sua frequencia cardíaca máxima para atingir sua Zona de Queima de Gordura.

Divirta-se

Para o exercício lento de longa distância ser o mais eficaz possível durante os próximos 12 dias, você precisa fazê-lo quatro a seis vezes por semana. Mas se for como a maioria das pessoas, provavelmente ficará muito entediado ao realizar uma atividade repetitiva durante 45 minutos a uma hora. Eis algumas opções para evitar o tédio enquanto faz os exercícios lentos de longa distância:

- Use um aparelho de som portátil com fones de ouvido para escutar suas músicas prediletas, um livro gravado ou CDs motivacionais enquanto caminha ou faz jogging ao ar livre.

Cuidado: verifique se é possível ouvir os barulhos do trânsito. Ignorar o que está ao seu redor pode ser perigoso.

- Assista à tevê enquanto pedala em uma bicicleta ergométrica ou caminha na esteira. Ou então escute música ou CDs motivacionais. Se seu equipamento tiver um apoio para livros, leia um livro ou uma revista.
- Mude de cenário. Se estiver cansado da esteira, dê uma caminhada ao ar livre.
- Varie o trajeto. Se caminha ou faz jogging ao ar livre seguindo o mesmo trajeto todos os dias, mude-o para aliviar a monotonia.
- Encontre um "parceiro de mudanças". Chame um amigo ou amigos para seguir o programa de *O milagre da transformação em 12 dias* com você – inclusive o programa de exercícios lentos de longa distância. Vocês podem apoiar um ao outro, ajudar-se quando um de vocês sentir vontade de desistir e encontrar inspiração no sucesso do outro. Exercitar-se com um parceiro é motivador e oferece o apoio de que você precisa para terminar o programa. Além disso, pode tornar os próximos 12 dias mais divertidos!

PARA ACELERAR O EMAGRECIMENTO... EVITE ESTES EXERCÍCIOS!

Surpresa: alguns dos exercícios mais populares para manter a forma do ponto de vista cardiovascular não são tão eficazes para queimar gordura. Se você realmente emagrecer, faça exercícios rítmicos, longos e lentos, como caminhada ritmada, caminhada, jogging, jogging lento, esteira ou bicicleta ergométrica. Qualquer exercício que o faça se esforçar demais queima açúcar, não gordura. Alguns deles estão na lista a seguir:

- Subir escadas
- Aparelhos elípticos
- Dança aeróbica
- Aulas de step aeróbicas
- Kickboxing
- Aparelhos de step
- Treinamento em circuito (com pesos ou aparelhos)
- Aparelhos de escalada (ou muros de escalada)
- Remador
- Artes marciais
- Boxe
- Aulas de spinning (ciclismo em academia)

Use os exercícios cardiovasculares lentos de longa distância para revelar suas curvas sensuais naturais. Essa pequena mudança em seu nível de atividade produz grandes resultados em termos de queima de gordura, boa forma e resistência. No final dos próximos 12 dias, você verá claramente por que esse tipo de exercício vale o esforço – e se orgulhará muito do que conseguiu e de sua ótima aparência.

CAPÍTULO 8

Meu plano de nutrição para transformar meu corpo

Exercitar-se é um modo seguro de perder quilos e mudar de forma, desde que você também fique atento ao que come. Neste capítulo, darei algumas recomendações sobre alimentação. Mas gostaria que examinasse duas outras fontes mais detalhadas sobre minha dieta: o programa *6-Week Body Makeover* (disponível em www.provida.com) e meu livro *Transforme seu corpo em 6 dias*, uma abordagem eficaz e a curto prazo para a redução do manequim em seis dias.

Como em todos os meus programas, os planos alimentares de *O milagre da transformação em 12 dias* são personalizados de acordo com seu tipo físico. Incluem alimentos que são fontes de proteína para tonificar os músculos, carboidratos para serem usados como combustível e frutas e vegetais para auxiliarem a digestão, evitar a retenção de líquido e fornecer ao corpo quantidades significativas de nutrientes saudáveis.

O que você deve comer neste programa de 12 dias é descrito passo a passo. No final dos 12 dias, suas roupas estarão mais folgadas e você começará a ficar com uma ótima aparência. Com isso em mente, vamos continuar. Eis minha estratégia alimentar de dez pontos para ajudá-lo a mudar de forma – sem dor, privação ou fome.

Ponto 1. Faça várias refeições com alimentos integrais

Uma premissa importante de minha dieta é que você faça cinco a seis refeições por dia para manter o metabolismo acelerado, a fim de queimar mais gordura. Além disso, as refeições devem consistir em alimentos integrais – não processados. Por *alimentos integrais* quero dizer os mais próximos possíveis da natureza: vegetais, frutas, grãos e proteínas magras. Esses tipos de alimentos são usados de maneira mais eficiente pelo corpo e saciam mais sem serem convertidos em gordura corporal. Fazer várias refeições de alimentos integrais é uma parte essencial do controle do peso. Eis por quê:

- *Acelera o ritmo metabólico.* Sempre que você se alimenta, o ritmo metabólico dispara, porque o processo digestivo libera calor. Fazendo cinco a seis refeições por dia, o metabolismo tem mais oportunidades de permanecer acelerado, o que aumenta a capacidade de queimar gordura.
- *Aumenta a energia.* Quando há um equilíbrio de alimentos integrais, inclusive proteínas, carboidratos não processados, frutas que contêm pouco açúcar e vegetais com baixo teor de amido, você digere a refeição mais devagar. Isso mantém os níveis de glicose sanguínea estáveis, aumentando a energia. Com refeições frequentes, o corpo recebe uma corrente constante de nutrientes energizantes. Quando for hora de se exercitar, você estará cheio de disposição e pronto para isso.
- *Aumenta a absorção de nutrientes.* Refeições menores e mais frequentes ajudam o corpo a utilizar melhor as vitaminas e os minerais. Pesquisas mostraram que uma porcentagem mais alta de nutrientes é absorvida com uma série de refeições menores, em comparação com apenas duas ou três maiores.

- *Diminui a tentação.* Você se sente menos tentado a se desviar de seu programa nutricional para perder gordura. Quando come cinco ou seis vezes por dia, a cada duas ou três horas, tende menos a se empanturrar com o que não deve. Não fica com fome e tentado a ceder à tentação. Em resumo, refeições frequentes ajudam a controlar a fome e a manter a força de vontade.

Ponto 2. Coma de acordo com seu tipo físico

Além de identificar seu tipo físico, o questionário no Capítulo 2 é essencial para determinar como seu corpo reage a diferentes tipos de alimento. Nem todos os metabolismos são iguais. Todos somos diferentes. Ninguém pode ingerir exatamente os mesmos alimentos do mesmo modo e obter os resultados iguais. Os alimentos que ajudam uma pessoa a permanecer magra podem não ter nenhum impacto em outra, e esta ainda pode engordar ingerindo-os. Você deve personalizar sua dieta de acordo com sua bioquímica e seu metabolismo único. Quando fizer isso, a perda de peso se tornará automática, porque você criou uma reação química em seu corpo com resultados previsíveis. *Identifique o tipo físico antes de começar a seguir seu plano alimentar.*

Ponto 3. Só coma os alimentos permitidos

Na esfera da nutrição para modelar o corpo, você precisa de uma combinação de proteína magra para desenvolvimento muscular e tipos diferentes de carboidratos naturais para obtenção de energia. Também deve ingerir muitas verduras para evitar a retenção de líquido (inimiga do metabolismo saudável), assim como outras frutas e vegetais, a fim de obter vários outros benefícios para a saúde. Dito isso, deixe-me rever com você os melhores alimentos para a transformação corporal e perda de gordura.

Proteína magra

A proteína representa para seu corpo o que uma estrutura de madeira significa para sua casa, ou o aço para uma ponte. Nutricionalmente, é o material de construção básico e mais importante do corpo, essencial para a ótima saúde por causa de seu papel no crescimento e na manutenção do bem-estar.

O exercício físico exige muita proteína para desenvolver e manter o músculo que firma o corpo. Na digestão, a proteína é quebrada em subunidades chamadas *aminoácidos*, que são recombinados em proteína para criar e reparar os tecidos corporais. Certos aminoácidos usados na criação de proteínas que desenvolvem músculos podem ser queimados pelo corpo durante os exercícios, especialmente os aeróbicos intensos. Por isso, você deve se certificar de que sua ingestão de proteína é suficiente. Esse é um dos principais motivos pelos quais as pessoas que se exercitam precisam de um pouco mais de proteína em suas dietas que as sedentárias. Se você não a obtiver em quantidade suficiente, seu corpo poderá começar a procurar aminoácidos no tecido muscular para obter energia. Consequentemente, você perderá músculo metabolicamente ativo e sabotará os esforços de transformação.

Além disso, a proteína mantém normal o funcionamento do sistema imunológico, ajuda no transporte dos nutrientes por todo o corpo, tem um papel na formação dos hormônios e está envolvida em importantes reações enzimáticas, como a digestão. Minha dieta é propositalmente rica em proteína porque ela estimula a redução da gordura do corpo, particularmente na região abdominal, segundo as últimas pesquisas sobre proteína alimentar e perda de gordura.

Eis um resumo das principais opções proteicas, inclusive as indicadas para seu tipo físico:

- **Peixe.** Você metaboliza a carne branca de peixes como o linguado mais rápido que a carne vermelha pesada. A maioria das pessoas que precisa eliminar gordura corporal obtém resultados mais imediatos com peixe porque ele é metabolizado muito rapidamente e de fato alimenta a fornalha corporal que queima gordura. É claro que, se você não gosta de peixe, não deve comê-lo. Se uma dieta o "força" a comer algo que você detesta, não a seguirá por muito tempo. Substitua o peixe por frango sem pele, peito de peru ou qualquer outra opção de proteína magra.

Ideal para: todos os tipos físicos, especialmente os A, B e C, que tendem a ter os metabolismos mais lentos.

- **Peito de frango.** Peito de frango magro também é metabolizado rápido. Contudo, faça as escolhas certas. Evite, por exemplo, o frango assado no espeto giratório da padaria, em geral cheio de sódio e gordura. Também tenha cuidado com aqueles grandes pacotes de peito de frango congelado. Frequentemente o frango vem injetado com caldo de galinha ou peru com alto teor de sódio para realçar o sabor da carne. Retire toda a pele do frango. A pele das aves é rica em gordura.

Ideal para: todos os tipos físicos.

- **Peito de peru.** É rico em proteína que acentua o processo de tonificação muscular e muito pobre em gordura, comparado com outras carnes. Para a perda de peso e boa saúde geral, você deve limitar a ingestão de gordura, e comer peito de peru é um dos modos de fazer isso. A gordura alimentar pode causar ganho de peso, e interfere no metabolismo. Retire a pele do peito de peru.

Ideal para: todos os tipos físicos.

- **Carne vermelha magra.** Contém ferro, vitamina B_{12} e certos aminoácidos que ajudam a aumentar a massa magra corporal. Outro de seus nutrientes importantes é a creatina, envolvida no desenvolvimento dos músculos que definem o corpo. A creatina também estimula o ritmo de produção de energia nas células e por isso ajuda você a se exercitar mais e por mais tempo.

Aviso: escolha os cortes de carne mais magros, porque a gordura desacelera o metabolismo. Eles incluem patinho, lagarto, maminha, filé-mignon, contrafilé, coxão mole e alcatra.

Ideal para: tipos físicos D e E. Um dos maiores problemas desses tipos é musculatura insuficiente. Qualquer nutriente que ajude a tonificar e firmar a massa magra (em conjunto com exercícios) acelerará o metabolismo, ajudará a queimar gordura e a emagrecer.

- **Clara de ovo.** Essa é a proteína que o nosso organismo metaboliza mais rapidamente. A proteína do ovo é considerada "perfeita" e é a referência com a qual todas as outras proteínas são comparadas. É impossível errar incluindo clara em sua dieta. A maior parte da proteína do ovo é concentrada nela. Por conter pouca gordura, é ideal para uma dieta de transformação do corpo. Observe, porém, que a clara tem alto teor de sódio. Se você segue uma dieta com restrição de sódio, limite o consumo ou substitua por outra proteína magra.

Ideal para: todos os tipos

Vegetais com baixo teor de amido

Consumir vegetais com baixo teor de amido, como brócolis, couve-flor, aspargo e verduras pode ajudar você a perder peso. Eles também são ricos em fibras. É cada vez maior o número de pesquisas que mostra que o consumo de alimentos ricos em fibras ajuda a eliminar os quilos a mais para sempre.

Como exatamente a fibra faz essa mágica de perda de peso?

Principalmente controlando o apetite. Como os alimentos fibrosos fornecem volume, você se sente satisfeito ao fazer a refeição e menos tentado a comer demais. Os alimentos ricos em fibras também demoram mais para serem mastigados, o que aumenta o tempo de suas refeições. Isso é uma vantagem, já que apenas cerca de vinte minutos após o início de uma refeição o corpo envia sinais de que está satisfeito. Quando consumida com outros ingredientes, como a proteína, a fibra também desacelera o ritmo da digestão, mantendo os níveis de energia estáveis durante todo o dia. A fibra diminui o apetite entre as refeições, satisfaz e mantém substâncias (inclusive gordura e calorias) se movendo no organismo em um ritmo saudável. Além disso, abaixa o colesterol LDL (tido como mau colesterol) e a pressão arterial.

Os vegetais com baixo teor de amido são alguns dos melhores combustíveis para o corpo porque são ricos em vitaminas, minerais, antioxidantes e fitoquímicos, mantêm o sistema imunológico saudável, ajudam o organismo a usar adequadamente os aminoácidos e carboidratos complexos que obtém e otimiza o desempenho.

O brócolis e a couve-flor, em particular, contêm fitoquímicos chamados *indoles*, que ajudam a abaixar naturalmente os níveis de estrogênio no corpo. O estrogênio é um hormônio com potencial para armazenar gordura.

Se você tomou conhecimento das dietas que planejei para os participantes do *Extreme Makeover*, sabe que eu os empanturrei de aspargos.

Esse vegetal nutritivo tem efeito diurético. A retenção de líquido interfere no metabolismo, por isso deve ser constantemente combatida. O aspargo também é rico em um antioxidante chamado glutationa. Ela ajuda a produzir substâncias análogas aos hormônios chamados prostaglandinas que, por sua vez, influem no desenvolvimento da massa magra que modela o corpo. Coma várias porções de aspargos por semana. Outros ótimos alimentos diuréticos são as verduras e o pepino. Aumentar a ingestão de vegetais diuréticos acelera ainda mais o metabolismo.

Outros vegetais altamente desejáveis em sua dieta (em porções controladas) são: brotos de alfafa, brotos de feijão, beterraba, pimentão, folhas de dente-de-leão, berinjela, chicória, escarola, alho, couve, alho-poró, alface (todas as variedades), cogumelos (todas as variedades), folhas de mostarda, quiabo, rabanete, cebolinha branca, abóbora-espaguete (um ótimo substituto para massas e macarrão), espinafre, vagem, abóbora-moranga, acelga, tomate, folhas de nabo, agrião e abobrinha.

Frutas com baixo teor de açúcar

Para otimizar a perda de gordura, é melhor se limitar às frutas com baixo teor de açúcar. Embora sejam extremamente saudáveis, algumas frutas exigem insulina para lidar com os açúcares que contêm. A insulina é outro hormônio com potencial para formar gordura, por isso você deve manter a insulina o mais controlada possível durante o emagrecimento. O teor de fibra dessas frutas também o fará se sentir saciado. Os sucos de frutas sempre contêm muito açúcar para se adaptar a um estilo alimentar de reforma corporal, por isso se abstenha deles quando estiver tentando perder gordura.

As frutas a seguir são as melhores opções para a perda de gordura, porque têm baixo teor de açúcar: maçã (especialmente a verde), amora-preta, mirtilo*, amora-framboesa, melão-cantalupo, cereja,

---

*Também conhecida como *blueberry*. (N. da E.)

elderberry*, groselha, toranja**, melão, limão, pêssego, pera, ameixa, framboesa, morango e tangerina.

Carboidratos complexos

Carboidratos complexos, como os presentes em feijões, arroz, batata, inhame e legumes são ótimas fontes da energia na dieta. São necessários para criar e repor glicogênio muscular, o carboidrato armazenado nos músculos e no fígado que fornece energia para exercícios e outras atividades. Os carboidratos também fornecem aquele incrível nutriente que combate a gordura – a fibra.

Os carboidratos complexos contêm dois tipos de fibras: solúveis e insolúveis. Encontradas na aveia, na cevada e nos feijões, as solúveis ajudam a baixar o colesterol. A aveia, as frutas e os vegetais são fontes alimentares de fibras insolúveis, que ajudam a manter o trato digestivo saudável e livre de carcinógenos. A aveia e a cevada, em particular, demonstraram em pesquisas serem capazes de reduzir a glicose, as reações insulínicas e o risco de obesidade.

Evite carboidratos processados – como massas e pães feitos com farinha refinada – em seu programa de perda de gordura. Esses alimentos não são tão bem aproveitados e, consequentemente, tendem mais a ser convertidos em gordura corporal. Fique longe deles quando estiver tentando perder gordura e você notará uma enorme diferença na definição e forma de seu corpo.

Os carboidratos complexos que recomendo: cevada, jicama***, painço, farinha e farelo de aveia, pastinaca****, batata, nabo-redondo, abóbora-menina, batata-doce, nabo e arroz (integral, de grão longo e selvagem são os melhores).

---

*O fruto do sabugueiro. (N. da T.)
**Também conhecida como *grapefruit*. (N. da E.)
***Tubérculo semelhante à batata-doce de origem mexicana. (N da E.)
****Raiz semelhante à cenoura, com sabor mais intenso. (N. da E.)

Ponto 4. Elimine os carboidratos rápidos

Os carboidratos simples e açúcares – mel, xaropes, açúcar de mesa, doces, todos os carboidratos processados – são rapidamente transformados em glicose, que é convertida em glicogênio para os músculos e o fígado ou carregada no sangue para abastecer o cérebro e os músculos. Eu me refiro a esses alimentos como carboidratos rápidos porque são transformados em açúcar muito rapidamente pelo corpo. Essa categoria inclui alimentos como sobremesas doces, bolos, biscoitos, sucos de fruta, refrigerantes, certos tipos de frutas doces e todos os carboidratos processados (pão e produtos de panificação, massas, cereais açucarados e assim por diante).

Se você ingerir muitos carboidratos rápidos, eles poderão se transformar em gordura corporal. Isso acontece porque seu teor excessivo de açúcar provoca um súbito aumento do hormônio insulina. Ela ativa certas enzimas que promovem o armazenamento de gordura. Os carboidratos complexos naturais não causam essa reação, motivo pelo qual tendem menos a ser armazenados como gordura. Por isso, evite os carboidratos rápidos quando estiver tentando perder gordura.

Se você for uma das muitas pessoas que têm dificuldade em perder gordura corporal por causa dos doces, anime-se. Sim, nós somos geneticamente programados para adorar o gosto doce desde que nascemos. Mas você pode se desabituar dos carboidratos rápidos e açúcares. Em geral, isso demora de cinco a sete dias. Depois suas papilas gustativas mudarão tanto que você nem mesmo precisará daquela dose de açúcar extra. Contudo, se ficar hipoglicêmico (com nível baixo de glicose sanguínea), precisará de um carboidrato rápido.

Ponto 5. Corte as calorias gordas

Os alimentos gordurosos podem frustrar rapidamente suas tentativas de transformação. O principal motivo é que as calorias da gordura (manteiga, frituras, queijos, balas e assim por diante) são prontamente armazenadas como gordura corporal, enquanto as de outros alimentos têm de ser convertidas em gordura – um processo que queima calorias. Para perder gordura constantemente, elimine os alimentos gordurosos que podem desacelerar ou interromper seu progresso. Eles incluem:

Óleos, especialmente dos tipos tropical e saturado
Manteiga, margarina, banha de porco
Nozes e manteigas de nozes
Laticínios, inclusive leite, sour cream, qualquer tipo de queijo, e sorvete
Alimentos processados, inclusive os assados prontos e frios
Molhos de salada e maionese
Cortes gordos de carne
Óleo vegetal

Tenha o cuidado especial de evitar as *gorduras trans* – gorduras sintéticas criadas pelo refinamento de óleos saudáveis. Elas são encontradas na maioria dos alimentos fritos e assados prontos; o alerta vermelho na lista de ingredientes significa "óleo vegetal parcialmente hidrogenado". Seu corpo tem dificuldade de queimar essas gorduras, por isso fique longe delas se estiver levando a sério a perda de peso.

Ponto 6. Coma as porções recomendadas

Para *O milagre da transformação em 12 dias* se realizar, você deve ficar muito atento às suas porções – à quantidade de proteínas, carboidratos, vegetais, verduras e frutas que ingere em cada refeição. Isso é importante porque certos nutrientes, quando ingeridos em excesso, não são assimilados ou convertidos em combustível, o que prejudica o metabolismo. Uma dieta nutritiva inclui as porções diárias certas dos alimentos a seguir, dependendo do seu tipo físico.

- Duas ou três porções de frutas frescas e três ou mais porções de vegetais, dependendo do tipo físico. Exemplos de uma porção: um pedaço médio de fruta, ou 1 a 2 xícaras de vegetais.
- Duas a três porções de carboidratos complexos naturais, dependendo do tipo físico: ½ xícara de arroz cozido, metade de uma batata ou batata-doce de tamanho médio assada e ½ xícara de feijões ou legumes cozidos.
- Várias porções de alimentos ricos em proteína: 60g de carne branca de frango, peixe, ou carne vermelha magra, ou duas a três claras de ovos.

A melhor maneira de controlar as porções é pesar e medir os alimentos depois de cozidos. Mas, se pesar ou medir não for prático para você, o quadro a seguir apresenta algumas instruções para estimar porções com alimentos comuns no programa. Pese e meça as porções depois de cozidas, para obter a quantidade certa porque, após o cozimento, a maioria encolhe.

Alimento	Tamanho da porção
Proteína (peixe, peito de ave ou carne magra)	60g = caixa de fósforos pequena ou um saco de chá
Carboidratos	½ xícara de arroz = a mão em concha; 1 xícara de arroz = o punho fechado; 1 batata, 1 batata-doce ou 1 inhame de tamanho médio = bola de tênis
Vegetais e verduras	1 xícara = o punho fechado
Frutas	1 pedaço; ½ xícara de frutas silvestres = a mão em concha

Ponto 7. Evite o sódio para acelerar o emagrecimento

Eis uma informação que vai surpreendê-lo: um dos segredos para perder peso com rapidez e segurança é controlar o consumo de sódio. O sódio é mais conhecido sob a forma do sal de cozinha, mas o sal e o sódio estão ocultos em todos os tipos de produtos, inclusive os alimentos embalados, comida fast-food, refrigerantes, alimentos congelados e enlatados, condimentos e outros produtos alimentícios. Não importa onde ele se esconde, o excesso de sódio na dieta desacelerará muito o metabolismo.

Como isso é possível? A resposta é retenção de líquido. Quando se ingere mais sal do que necessário, um pouco desse sal extra é depositado logo abaixo de sua pele. Ali, ele atrai água, que fica retida nas células. Esse congestionamento aquoso não só acrescenta mais quilos, como também distorce a forma corporal e evita que você consiga vestir até suas roupas de "gordo". Você parece inchado, infeliz e desconfortável, porque sente como se tivesse engordado 4,5 quilos ou mais.

Quando o corpo metaboliza ou queima a gordura, o subproduto é água. Para que o processo de queima de gordura seja o mais eficiente possível, o corpo exige um fluxo constante de fluidos para dentro e para fora dele. Se a água fica retida nas células, esse fluxo é obstruído, e isso deixa você inchado. Pense da seguinte maneira: tornar o fluxo para fora mais lento é como obstruir o cano de descarga de seu carro – reduz muito a eficiência do motor. De igual modo, a retenção de líquido induzida pelo sódio tem o potencial de reduzir muito ou interromper totalmente o funcionamento do motor de seu corpo – seu metabolismo.

Embora isso possa parecer desanimador, há um modo simples de se ver livre da causa do inchaço e do metabolismo lento: deixe o saleiro de lado e evite alimentos que contenham sódio demais. Durante o programa, você deve eliminar totalmente o sal da dieta, a menos que tenha pressão baixa. Nesse caso, ele é necessário. Contudo, a maioria das pessoas deve trocar os alimentos industrializados pelos frescos, preparados em casa, porque as carnes pré-cozidas, os frios e os alimentos embalados são carregados de sódio.

Sem dúvida, o sal é uma fonte importante de sódio e iodo. O sódio trabalha junto ao potássio, outro mineral necessário, para ajudar a estimulação dos nervos e regular o equilíbrio de água. Ele também está envolvido na absorção dos carboidratos. E sim, nós precisamos de um pouco de sódio em nossas dietas, mas a maioria das pessoas o ingere em excesso. O corpo só precisa de 500mg de sódio por dia para a boa saúde, e você pode obter essa quantidade sem sal adicional. Se você tem o hábito de salgar os alimentos, tenha em mente que cada sacudida do saleiro fornece cerca de 100mg de sódio.

O sal está naturalmente presente em quase todos os tipos de alimento. Portanto, se você consumir uma quantidade normal de um alimento saudável, é quase certo que obterá todo o sal de que precisa. Mas e se você for "viciado em sal"? Não se preocupe: quando começar a evitá-lo, perderá a atração por ele.

Além disso, controlar a ingestão de sal é uma medida importante para a saúde se você é hipertenso. Por isso, em vez de sal, experimente ervas e temperos sem sódio para realçar o sabor. Leia os rótulos cuidadosamente. A maior parte da comida fast-food é carregada de sódio.

Contudo, se você tem pressão baixa (90/60 ou mais baixa), pode manter o sal junto a você, porque precisa dele. Nesse caso, ponha-o em sua comida.

Ponto 8. Mantenha-se hidratado

Sua principal bebida deve ser água – 12 copos cheios de 250ml por dia, ou cerca de 3 litros, quando você seguir o programa de *O milagre da transformação em 12 dias*.

Sei o que você provavelmente está dizendo: "Michael, isso é muito! Não consigo beber tanta água!" Mas ouça-me até o fim: beber mais água pode ajudar a reduzir a gordura do corpo. E o motivo é que os rins precisam de água para filtrar as impurezas e os dejetos do organismo. Sem água suficiente, os rins não podem funcionar direito, portanto jogam o produto do seu processamento no fígado. Uma das funções do fígado é metabolizar gordura armazenada, para que seja transformada em combustível utilizável pelo corpo. Mas se o fígado tiver de assumir a tarefa extra dos rins, sua capacidade de queimar gordura ficará seriamente comprometida. Se menos gordura for metabolizada, mais será armazenada, e o emagrecimento será interrompido. Você precisa beber água suficiente para ajudar o corpo a metabolizar a gordura armazenada.

Beber bastante água todos os dias também ajuda a evitar a retenção de líquido. Quando o corpo não obtém água suficiente, percebe a ausência como ameaça à sobrevivência e começa a reter líquido. Essa reação de sobrevivência assume a forma de pés, mãos e pernas inchados, assim como de distorção dos contornos do corpo e peso extra sob a forma de água retida. Lembre-se de que a retenção de líquido interfere no metabolismo.

Ponto 9. Cuidado com os condimentos

O açúcar e o sal estão escondidos em muitos condimentos, e são dois causadores de inchaço que nossa dieta pode perfeitamente dispensar. O consumo de condimentos é uma das maneiras mais rápidas de se ganhar peso! Tente apreciar o gosto dos alimentos frescos sem condimentos. Faça o que for preciso, dentro dos parâmetros de seu plano alimentar, para torná-los saborosos. Experimente ervas e temperos para estimular as papilas gustativas e evitar a monotonia. Não se esqueça do papel dos olhos em tornar um alimento palatável. Um prato de carne branca de frango, couve-flor branca e uma batata branca pode ser uma visão entediante. Por isso, tente tornar as refeições o mais coloridas possível para agradar não só aos seus olhos como também às suas papilas gustativas.

Ponto 10. Evite todas as bebidas alcoólicas, vinhos não-alcoólicos e sucos

Todas essas bebidas têm um alto teor de calorias e açúcares simples, além da capacidade de desacelerar o metabolismo e reduzir muito a perda de peso. O que a maioria das pessoas não entende é que o álcool é metabolizado no corpo exatamente como o açúcar. Isso significa que acaba sendo armazenado como gordura corporal.

O álcool contém muitos açúcares simples, que desaceleram o emagrecimento. Se você quer ser bem-sucedido, precisa abster-se de álcool enquanto tenta emagrecer e mudar de forma.

Os sucos de fruta são ricos em açúcar. Você pode precisar de dez laranjas para fazer um copo de suco, e isso se traduz em muito açúcar, o que aumenta as taxas de insulina. Contudo, se você estiver com nível baixo de glicose sanguínea, recomendo suco de fruta para fazê-lo voltar ao nível normal. Só não o use como um alimento básico diário quando estiver tentando emagrecer.

LEMBRETES

- Só coma os alimentos permitidos relacionados anteriormente ou de seus cardápios.
- Siga o plano alimentar exatamente como foi especificado. *Não faça substituições* (a menos que substitua ave magra por peixe).
- Preste muita atenção aos tamanhos das porções.
- Não use óleo, maionese, molhos de salada industrializados, manteiga, margarina, spray de óleo vegetal ou outras gorduras e óleos adicionados.
- Nunca pule refeições, exceto o lanche da noite (opcional).
- Beba 12 copos de água de 250ml por dia.

Seguindo o plano de transformação

Cada plano de cardápio personalizado a seguir relaciona exatamente o que comer durante todo o dia: proteínas magras, carboidratos complexos naturais, vegetais com baixo teor de amido, verduras e frutas com baixo teor de açúcar. Se um alimento não estiver em sua lista, não o consuma!

Para começar a ver resultados, você deve fazer todas as refeições (com um espaço de duas a três horas entre elas), e na ordem recomendada. Não troque essa ordem, ou poderá se afastar muito do objetivo desejado de manter seu metabolismo no estágio de queimar gordura.

Eis algumas observações importantes sobre problemas de saúde: a maneira mais eficiente de personalizar totalmente sua dieta é verificar os números de sua pressão arterial. Se estiver alta – digamos, 150 ou 140/90 –, elimine o sal ou sódio. Mas faça isso consultando seu médico. Se estiver baixa – digamos, 100/60 –, você precisará acrescentar sal à dieta.

Se você não consegue ficar muito tempo sem comer, deve acrescentar um carboidrato a cada refeição. Não conseguir ficar sem comer por mais de três a quatro horas pode ser um sinal de nível baixo de glicose no sangue. Boas opções de carboidratos adicionais incluem frutas como abacaxi, melão-cantalupo ou toranja, que são ótimos lanches entre as refeições. (Se você estiver tomando remédios sob prescrição médica, descubra se a toranja causa reações que interferem neles.) Além disso, se estiver com nível baixo de glicose no sangue, precisará de um carboidrato em cada refeição.

Se tiver diabetes, corte carboidratos de certas refeições, exceto das que antecedem exercícios. Ou retire os carboidratos das refeições quando estiver com açúcar alto no sangue. Se você é diabético, é muito importante que monitore os níveis de açúcar no sangue e discuta a dieta com seu médico. O diabetes realmente exige que um profissional de saúde o ajude a personalizá-la.

Leve este livro até seu médico para que o ajude nesse programa. Todas as pessoas são diferentes, e o tipo físico não é o único critério para a personalização. Converse com seu médico sobre suas necessidades individuais. Para mais informações sobre adaptações de acordo com problemas de saúde específicos, consulte o apêndice A.

EXEMPLO DE PLANO ALIMENTAR PARA SEU TIPO FÍSICO

Tipo físico A (endomorfo)	Tipo físico B (endomeso)	Tipo físico C (mesoendo)	Tipo físico D (endoecto)*	Tipo físico E (ectoendo)*
Café da manhã	Café da manhã	Café da manhã	Café da manhã	Café da manhã
2 claras de ovo ou 60g de peito de peru; 1 porção de farinha de aveia, painço ou arroz integral; e 1 porção de fruta	2 claras de ovo ou 60g de peito de peru; 1 porção de farinha de aveia, painço ou arroz integral; e 1 porção de fruta	2 claras de ovo ou 60g de peito de peru; 1 porção de farinha de aveia, painço ou arroz integral; e 1 porção de fruta	60g de carne bovina magra e 2-3 claras de ovo; 1 porção de farinha de aveia, painço ou arroz integral; e 1 porção de fruta	60g de carne bovina magra e 2-3 claras de ovo; 1 porção de farinha de aveia, painço ou arroz integral; e 1 porção de fruta
Lanche da manhã	Lanche da manhã	Lanche da manhã	Lanche da manhã	Lanche da manhã
60g de proteína e 1 xícara de verduras	60g de peito de peru e 1 xícara de verduras	60g de proteína e 1-2 xícaras de verduras	60g de carne bovina magra e 1 xícara de verduras	60g de carne bovina magra e 1 xícara de verduras
Almoço	Almoço	Almoço	Almoço	Almoço
60g de proteína, ½ batata, inhame ou outro carboidrato complexo permitido de tamanho médio e 1 xícara de verduras	60g de peito de frango, ½ xícara de arroz integral ou outro carboidrato complexo permitido e 1 xícara de vegetais variados	60g de peito de frango, ½ xícara de arroz integral ou outro carboidrato complexo permitido e 1-2 xícaras de vegetais variados	60g de peito de frango, ½ xícara de arroz integral ou outro carboidrato complexo permitido e 1 xícara de vegetais variados	60g de peito de frango, ½ xícara de arroz integral ou de feijões e arroz integral (combinados nessa ½ xícara) e 1-2 xícaras de vegetais variados
Lanche da tarde	Lanche da tarde	Lanche da tarde	Lanche da tarde	Lanche da tarde

Tipo físico A (endomorfo)	Tipo físico B (endomeso)	Tipo físico C (mesoendo)	Tipo físico D (endoecto)*	Tipo físico E (ectoendo)*
60g de proteína e 1 xícara de verduras	60g de peixe e 1 xícara de verduras	60g de peixe e 1 xícara de verduras	60g de peito de frango e 1 xícara de verduras	60g de carne bovina magra e 1 porção de fruta
Jantar	Jantar	Jantar	Jantar	Jantar
60g de proteína, ½ batata, inhame ou outro carboidrato complexo permitido de tamanho médio e 1 xícara de verduras	60g de peito de frango, ½ xícara de arroz integral ou outro carboidrato complexo permitido e 1 xícara de vegetais variados	60g de peito de frango, ½ xícara de arroz integral ou outro carboidrato complexo permitido e 2 xícaras de vegetais variados	60g de peito de frango, ½ xícara de arroz integral ou outro carboidrato complexo permitido e 1 xícara de vegetais variados	60g de peito de frango, ½ xícara de arroz integral ou de feijões e arroz integral (combinados nessa ½ xícara) e 1-2 xícaras de vegetais variados
Lanche da noite	Lanche da noite	Lanche da noite	Lanche da noite	Lanche da noite
60g de peito de frango e 1 xícara de verduras	1 porção de fruta	1 porção de fruta	60g de proteína e 1 xícara de verduras ou vegetais variados	60g de peito de frango e 1 porção de fruta

*Se você for do tipo físico D ou E, aumente sua porção de proteína para 90g nas refeições após exercícios. Aumentar um pouco a proteína nesses momentos ajuda a desenvolver massa muscular magra e curvilínea.

Prepare as refeições com antecedência para facilitar e tornar tudo mais conveniente

Você come muito neste plano, e se for tão ocupado quanto a maioria das pessoas, nem sempre será fácil sentir-se motivado a preparar refeições. Talvez você esteja se perguntando: *como encontro tempo para cozinhar e preparar tudo isso?* A resposta é incrivelmente simples: faça compras uma vez por semana e prepare as refeições com antecedência, em grande quantidade. Adote o seguinte pensamento: no mesmo tempo que se gasta para assar um peito de peito de frango assam-se quatro.

Eis algumas sugestões para preparar os alimentos com antecedência que facilitarão o planejamento de refeições:

- Para ter claras sempre prontas, cozinhe e guarde os ovos na geladeira. Ou quebre ovos frescos, retire as gemas, ponha as claras em um recipiente plástico com um pouquinho de água, cozinhe-as no micro-ondas e acrescente pimenta – pronto, seu café da manhã está preparado.
- Fatie as frutas e coloque-as em um saco plástico na geladeira até a hora de consumi-las.
- Compre salada já pronta em sacos – alface e verduras pré-cortadas para maior conveniência.
- Cozinhe os vegetais no vapor e os guarde na geladeira; eles se conservarão por dois a três dias sem perder o frescor. Para esquentá-los, acrescente um pouquinho de água e os coloque no microondas em uma tigela por alguns segundos. Vão ter o mesmo gosto daqueles que acabaram de ser cozidos.
- Asse, cozinhe no microondas ou ferva dúzias de batatas e batatas-doces. Elas duram uma semana na geladeira, desde que sejam guardadas em recipientes bem fechados. Para esquentá-las, simplesmente as coloque no microondas por um minuto, ou menos.
- Cozinhe o arroz com antecedência e o deixe na geladeira. Vai demorar dois ou três dias para estragar. Ou experimente o tipo de arroz grudento dos japoneses; fica úmido e dura muito mais que as outras variedades.
- Asse um peito de peru, cubra-o com uma toalha de papel molhada para preservar a umidade e o coloque na geladeira. Es-

quente sua porção no microondas antes da refeição.
- Ponha em vinha-d'alhos* e grelhe uma dúzia de peitos de frango na churrasqueira e depois os guarde em um recipiente plástico na geladeira. Quando estiver na hora de comer, ponha-os no microondas com um pouquinho de vinha-d'alhos, e terá proteína a qualquer hora. Faça o mesmo com a carne bovina magra se ela estiver incluída em seu plano alimentar.
- Guarde o peixe no congelador. Tempere e cozinhe a quantidade de que precisará nos próximos dias. Depois corte em porções do tamanho correto e embrulhe os pedaços em sacos plásticos individuais. Ponha todos os pacotes em um saco para congelados a fim de conservar o peixe fresco e o aqueça no microondas quando precisar dele. Além disso, compre muitas latas pequenas de atum sem sódio para as emergências.

Nutrição antes dos exercícios

Os alimentos que você consumirá em *O milagre da transformação em 12 dias* visam não só à perda de peso como também energizar o corpo para os exercícios. Nos dias em que você fizer os exercícios lentos de longa distância, *deve ingerir uma das proteínas ou dos carboidratos permitidos (porção de 60g) trinta minutos antes de se exercitar.* Isso ajuda a lhe dar energia. Consumir uma proteína e um carboidrato antes do exercício pode fazer uma enorme diferença no nível de energia e desempenho. Para concluir um exercício, nunca pule a refeição que o antecede. Eis como fazer isso:

---

*Molho preparado à base de vinagre, sal, alho, cebola e algum outro condimento para conservar certos alimentos. (N. da E.)

- Se você é do tipo físico A, coma 60g de proteína magra e uma batata assada ou um inhame; ou ½ xícara de farinha de aveia e uma banana antes de se exercitar.
- Se você é do tipo físico B, coma 60g de proteína magra, arroz integral cozido (na quantidade de sua porção) e uma banana; ou um inhame antes de se exercitar.
- Se você é do tipo físico C, coma 60g de proteína magra, arroz integral cozido (na quantidade de sua porção) e uma banana antes de se exercitar.
- Se você é do tipo físico D, coma 60g de proteína magra, arroz integral cozido (na quantidade de sua porção) e uma banana antes de se exercitar.
- Se você é do tipo físico E, coma 60g de proteína magra, arroz integral cozido (na quantidade de sua porção); ou ½ xícara de farinha de aveia e uma banana antes de se exercitar.

Nutrição depois dos exercícios

Depois dos exercícios, ocorre no corpo um processo chamado recuperação. Para avaliar sua importância, pense nas consequências da exercitação: esgotamento das reservas de glicogênio, que fornece energia; desmantelamento da proteína muscular; rompimentos microscópicos nas fibras musculares; compostos que produzem energia perdidos das células; e diminuição de fluidos e eletrólitos (minerais).

Para a recuperação, você precisa fornecer ao corpo todos os elementos para repor o que perdeu e reparar os danos. Os benefícios disso são numerosos: níveis mais altos de energia a cada vez que você se exercita, menos fadiga e melhor desenvolvimento muscular (que melhora suas curvas sensuais emergentes).

De todos os nutrientes necessários para a ótima recuperação, o carboidrato alimentar é o principal, por dois motivos. O primeiro é que reabastece o corpo de glicogênio, que pode se esgotar durante o exercício. A reposição desses estoques permite que você se exercite enérgica e sucessivamente obtendo resultados melhores. O segundo é que o carboidrato impede que o músculo se rompa a fim de fornecer energia para o exercício de resistência; em outras palavras, ajuda a poupar o músculo.

Quando você acrescenta proteína à refeição de carboidrato depois dos exercícios, cria um ambiente hormonal que acentua o desenvolvimento de massa muscular magra e atraente. O acréscimo desse nutriente também inicia o processo de produção de glicogênio – mais rápido do que se você consumisse apenas carboidratos. Por que tanta rapidez? Porque os carboidratos produzem um aumento nos níveis de insulina. Bioquimicamente, a insulina é como um pedal que acelera o motor de utilização de glicogênio do corpo.

Depois de seu exercício, faça um de seus lanches da manhã ou da tarde, como os listados a seguir:

- Se você é do tipo físico A, coma 60g de proteína magra. De carboidrato, coma uma batata assada, um inhame ou arroz integral; ou uma maçã, um pêssego ou uma pera.
- Se você é do tipo físico B, coma 60g de proteína magra. De carboidrato, coma uma batata assada, um inhame ou arroz integral; ou uma maçã, um pêssego ou uma pera.
- Se você é do tipo físico C, coma 60g de proteína magra. De carboidrato, coma uma batata assada, um inhame ou arroz integral; ou uma maçã, um pêssego ou uma pera.
- Se você é do tipo físico D, coma 90g de proteína magra. De carboidrato, coma uma batata assada, um inhame ou arroz

integral; ou uma maçã, um pêssego ou uma pera.
- Se você é do tipo físico E, coma 90g de proteína magra. De carboidrato, coma uma batata assada, um inhame ou arroz integral; ou uma maçã, um pêssego ou uma pera.

Assuma o compromisso

Como você está começando a mudar de forma em apenas 12 dias, há pouco espaço para se desviar do programa. Após obter a aprovação de seu médico, se comprometa com todos os pontos nutricionais abordados aqui, sem exceção.

Faça um favor a si mesmo e a seu corpo: tenha uma atitude "eu-sou-capaz" nesses 12 dias – e não demorará muito para ver seu corpo reesculpido!

Epílogo

Depois dos 12 primeiros dias: pareça melhor do que nunca, definitivamente

Agora que você começou a mudar e está vendo uma bela e notável transformação no espelho, é hora de pensar em continuar o progresso e manter a nova forma. Seu pique nos últimos 12 dias deve ser como uma propulsão a jato, impelindo-o para uma transformação corporal ainda maior. Neste ponto, você deve estar ainda mais motivado. Dito isso, o que deve fazer agora que completou o programa de 12 dias?

Se você está gostando do que vê no espelho e de como se sente, pode repeti-lo por mais 12 dias. Ou experimentar meu programa de transformação em seis dias, se precisar de mais tempo para redesenhar seu corpo. O que quero para você é uma mudança total de estilo de vida, para que possa manter seu novo corpo e sua saúde por vários anos. Esse programa realmente tem a ver com sucesso a longo prazo, não com truques. Há algum motivo para tantas pessoas pararem de se exercitar ou comer direito após apenas algumas semanas, ou voltar a engordar (ainda mais!), após um programa que usa truques. A maioria deles nunca fala sobre mudar o estilo de vida. Um plano alimentar ou de exercícios bem-sucedido também precisa ser algo que você pode fazer pelo resto de seus dias. Este capítulo lhe dará orientações importantes para ajudá-lo a mudar de comportamento, permanecer no caminho certo e manter o corpo que sempre quis – para sempre.

Elas conseguiram – você também consegue!

Antes de detalhar o que você deve fazer depois dos próximos 12 dias, compartilharei alguns casos reais bem-sucedidos de mulheres que iniciaram a transformação com este programa e continuaram a esculpir o corpo além desse período inicial e importante. Espero que você se inspire nas fotos de "antes e depois". Aqui está o que elas têm a dizer.

Natalya R., 20 anos

Foi do manequim 40 para o 36 em apenas duas semanas!

Engordei quando entrei para a universidade. Agora, graças a Michael Thurmond, não preciso me preocupar com isso. Perdi 4,5 quilos em apenas duas semanas e tenho muito mais energia. Foi fácil! Mal posso esperar para pôr um biquíni e mostrar para minhas amigas meu corpo magnífico na praia!

– *Natalya R.*

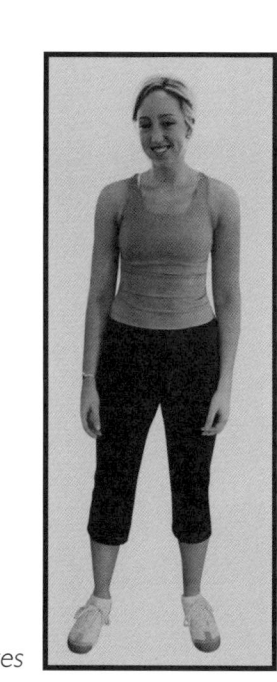

Depois

Antes

Szuszanna O., 34 anos

Foi do manequim 44 para o 38 em três semanas!

Depois que tive meu bebê, não conseguia voltar à minha forma. Assumi o compromisso de procurar Michael Thurmond e isso foi a melhor coisa que já fiz! Perdi 64 centímetros nas minhas medidas em três semanas! Sinto-me uma nova pessoa e ansiosa por acompanhar meu bebê que está começando a andar.
– *Szuszanna O.*

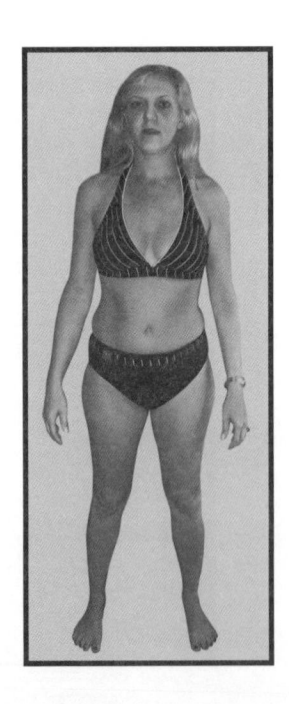

Antes

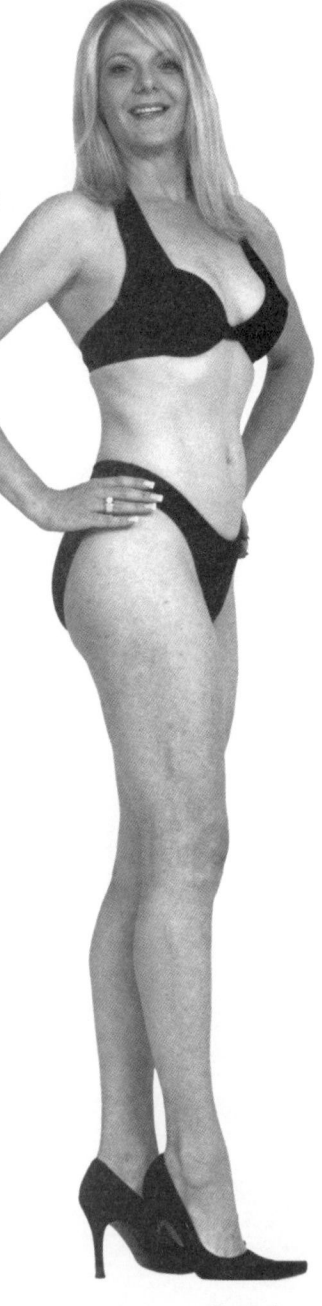

Depois

Bea D., 50 anos

Foi do manequim 44 para o 42 em apenas seis semanas!

A primeira vez em que vi Michael Thurmond foi na tevê, e achei o programa dele fantástico. Acredite; experimentei todas as dietas e pílulas para queimar gordura que existem. Também fui submetida a uma cirurgia no joelho, há oito anos, e, segundo meu médico, tinha limitações em relação ao que podia fazer. Os resultados que vi nas primeiras duas semanas foram surpreendentes. E, após seis semanas, havia perdido mais de 4 quilos, alguns centímetros no peito, na cintura e nos quadris, e adquirido densidade muscular. Continuarei a seguir esse meu novo estilo de vida.

– Bea D.

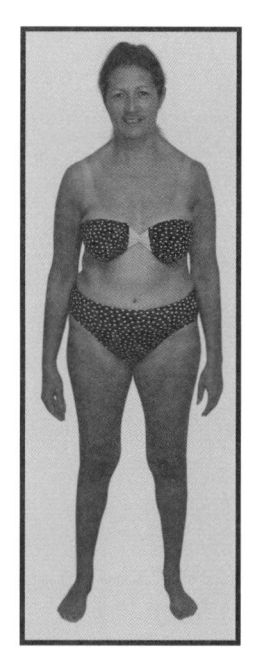

Depois

Antes

Carly A., 23 anos

Foi do manequim 46 para o 40 em apenas seis semanas!

Perdi 9 quilos e 35 centímetros em minhas medidas em apenas seis semanas! Antes de seguir o programa de Michael Thurmond, emagrecer sozinha estava se tornando cada vez mais frustrante! Realmente comecei a acreditar que meu corpo era incapaz de perder o peso que ganhei na universidade. Contudo, após minhas primeiras semanas no programa, notei uma enorme diferença. Após seis semanas, fiquei impressionada não só com os 9 quilos que perdi como também com o estilo de vida saudável e ativo que adquiri. Graças a Michael, perdi 10 centímetros de cintura, quadril e busto! Realmente sinto que meu principal foco mudou de o que a balança diz para o quanto me sinto bem em estar ativa de novo. Obrigada, Michael!

– *Carly A.*

Antes

Depois

Crie uma estratégia a longo prazo com objetivos realistas

Sem dúvida, você deseja ter o mesmo sucesso dessas mulheres. Após os 12 primeiros dias, pode querer prosseguir para ficar com o corpo de seus sonhos. Talvez queira emagrecer mais um pouco, ou trabalhar regiões específicas de seu corpo, como erguer as nádegas, diminuir as coxas ou tonificar outras partes. Não importa o que queira mudar, você pode fazê-lo usando as técnicas e os métodos apresentados aqui. Nunca é demais dizer que isso é possível! É nesse ponto que entra o estabelecimento de objetivos – para garantir que continuará a fazer o que for preciso para ter o corpo ideal.

As pessoas que conseguem ficar com o corpo de seus sonhos têm objetivos detalhados, inclusive em relação ao que querem alcançar a longo prazo, diária ou semanalmente (mais uma vez, refiro-me às minimetas). É uma boa ideia expressar seus objetivos a longo prazo em termos de um resultado final, como melhorar a simetria, emagrecer, abaixar a pressão arterial ou ter mais energia. O objetivo deve ser realista e alcançável dentro de um prazo, ou será muito vago. Estabelecer objetivos alcançáveis em um período de tempo determinado aumenta a probabilidade de atingi-los. Se, por exemplo, você quer perder 4,5, 9 ou até mesmo 13,5 quilos, esse é o objetivo que pode esperar alcançar em seis semanas.

Suas minimetas daqui em diante devem ser relacionadas ao processo. Com isso, quero dizer que devem descrever os passos que dará diária ou semanalmente para alcançar seus objetivos a longo prazo. Esses passos são comportamentos específicos que o levarão a alcançá-los. A menos que você tenha determinados comportamentos diferentes do que está tendo agora, será difícil ter o corpo de seus sonhos. Exemplos de minimetas incluem jogging ou caminhadas quatro a cinco vezes por semana, aumentando o desafio (as resistências) da rotina de transformação a cada semana, comer um pedaço de fruta no lanche da tarde em vez de um doce, escolher alimentos mais saudáveis no supermercado ou seguir nosso plano alimentar em uma base diária. Com objetivos a longo prazo e minimetas atingíveis, você pode prosseguir no caminho para o corpo de seus sonhos. Isso, assim como o alcance desses objetivos, também está associado a mudanças psicológicas positivas, como maior autoestima e motivação. Você pode pensar em seus objetivos a longo prazo como o topo de uma escada em que as minimetas representam cada degrau.

Para não se desviar do caminho, primeiro pergunte a si mesmo o que deseja conseguir, digamos, nos próximos dois a três meses. Emagrecer? Reduzir o estômago? Melhorar a postura? Um corpo mais definido? Tudo isso junto? As respostas para essa pergunta são seus objetivos a longo prazo. Se você for como a maioria das pessoas, provavelmente tem vários deles.

O próximo passo é definir comportamentos específicos diários e semanais para alcançar os objetivos a longo prazo. Lembre-se de que eles são chamados de minimetas.

Então crie uma Folha para Estabelecimento de Objetivos, como a apresentada a seguir, em que registrará todos os seus. Anotá-los reforça a necessidade de atingi-los.

FOLHA PARA ESTABELECIMENTO DE OBJETIVOS

Meus objetivos a longo prazo (em um determinado período de tempo): (Exemplo: perder 7 quilos em seis semanas)

Minhas minimetas (para cada objetivo a longo prazo, relacione os passos diários ou semanais necessários para alcançá-lo; é uma boa idéia relacionar as minimetas para cada dia da semana):

Segunda-feira: _____

_____

Terça-feira: _____

_____

Quarta-feira: _____

_____

Quinta-feira: _____

_____

Sexta-feira: _____

_____

Sábado: _____

_____

Domingo: _____

_____

SEGREDOS DAS PESSOAS QUE CONSEGUEM MANTER A PERDA DE PESO

Até hoje mais de 5 mil pessoas se apresentaram como voluntárias para um estudo de pesquisa chamado National Weight Control Registry*. Os participantes perderam em média 30 quilos, e mantiveram a perda de peso por longos períodos. Eles estão sendo avaliados para que se descubra como conseguiram. Até agora, o estudo revelou muitas características comuns:

- Dieta de baixa gordura.
- Tomar café da manhã quase todos os dias.
- Automonitoramento (por exemplo, pesar-se frequentemente e manter um diário alimentar – por até 20 anos após a perda de peso).
- Engajamento em atividade física durante uma hora por dia (a maioria escolheu a caminhada).
- Fazer cinco refeições por dia.
- Só comer fora periodicamente, mas evitando restaurantes de fast-food.

Se você não tiver objetivos, poderá se juntar ao grupo crescente de pessoas que voltaram a seus antigos corpos fora de forma. É lamentável que a maioria das pessoas que faz dieta recupere dois terços do peso perdido dentro de um ano, e todo ele dentro de cinco anos, segundo a American Society of Bariatric Physicians (ASBP). Você foi longe em apenas 12 dias e sei que não quer retroceder!

Nunca pare de se recompensar. Celebre cada objetivo alcançado. Presenteie-se com algo não relacionado à comida. Pode ser uma roupa nova, o mimo de um dia em um spa, uma massagem, um novo equipamento para se exercitar ou corte de cabelo – algo que o motive ainda mais a ficar com a melhor aparência possível. Faça uma lista de recompensas não-relacionadas à comida e lance mão dela sempre que alcançar um objetivo.

---

* Registro Nacional de Controle de Peso (EUA). (*N. da T.*)

Busque ativamente o corpo de seus sonhos

Além de sua dieta, a ferramenta mais eficaz para criar o corpo de seus sonhos é o exercício regular, usando as técnicas e os métodos que apresentei neste livro. Exercitar-se não só queima energia (calorias) e mantém seu metabolismo em marcha acelerada, como também melhora sua autoimagem – como você se sente em relação a si mesmo. Espero que, ao ver mudanças positivas nesses 12 dias, você tenha começado a se sentir melhor em relação ao seu corpo e à sua aparência, o que contribui muito para sua autoimagem. A longo prazo, uma boa autoestima é vital para se manter magro, e isso é confirmado por pesquisas. Pessoas que frequentemente relaxam, recuperando o peso, têm autoimagens muito ruins. Elas se vêem como gordas ou feias e em geral estão insatisfeitas com seus corpos. Consequentemente, não têm persistência para mudar seus corpos e saúde.

O fato é que você pode continuar a usar as técnicas, ferramentas e métodos deste livro para melhorar sua autoimagem e, com isso, permanecer no caminho para o corpo de seus sonhos.

À medida que for avançando, certifique-se de que os exercícios continuarão a representar um desafio, obrigando os músculos a trabalhar um pouco mais a cada vez que você se exercitar. Pode fazer isso aumentando progressivamente sua resistência, fazendo mais repetições ou séries, ou ambos. Os músculos se adaptam muito rapidamente ao estresse a que são submetidos, por isso precisam de mais desafios para maximizar seu progresso. Aumentar o esforço a cada exercício faz os músculos ficarem mais firmes, fortes e definidos. Mas não se esqueça de descansar! Só se exercite quando o corpo estiver com mais energia – um sinal de que está pedindo exercícios. Se, em algum ponto, você os interromper, retome-os aos poucos e confortavelmente, para evitar lesões. Tampouco tente trabalhar um músculo dolorido. Deixe-o se recuperar com descanso e nutrição adequada, ou o corpo poderá não resistir e deixar você esgotado.

Geralmente, para engrossar certas partes do corpo, você precisa aumentar a resistência e ao mesmo tempo manter as repetições na faixa de 8 a 12. A resistência deve ser suficiente para estimular os músculos, mas não tanta que você comece a executar mal o exercício. Use a resistência que lhe permita treinar em bom estilo, mas seja suficiente para pôr seus músculos à prova. Um número maior de repetições (12 ou mais) com resistências mais leves alonga os músculos e ajuda a tornar certas partes do corpo mais magras e esguias.

Quanto aos exercícios cardiovasculares lentos de longa distância, há dois componentes vitais para o aumento do desafio: a frequência e a duração (o tempo). Se você ainda precisa perder gordura corporal – e rapidamente –, terá de aumentar a frequência de seus exercícios cardiovasculares, talvez para cinco ou seis vezes por semana, se ainda não estiver fazendo isso. Mas se só puder fazê-los três vezes por semana, não se preocupe. Isso é melhor do que nada. O segredo é continuar a fazer os exercícios lentos de longa distância para que se torne um hábito arraigado.

Quanto à duração dos exercícios, tente aumentá-la gradualmente. Se os estiver fazendo durante 30 minutos, mude para 45; se os estiver fazendo durante 45 minutos, realize em 60. Sessões mais longas de exercícios de intensidade mais baixa podem ajudar a queimar gordura. Se você nunca havia feito exercícios quando iniciou esse programa, provavelmente os fez em um ritmo constante e confortável. Após algumas semanas, aumente um pouco a intensidade, mantendo-se em sua Zona de Queima de Gordura. Você sempre deve sentir que seu corpo está sendo desafiado.

> ### ESTÁ PENSANDO EM PULAR SEUS EXERCÍCIOS? PENSE MELHOR!
>
> Sempre que você pensar em pular sua sessão de exercícios, pegue essa lista e se lembre do que pode acontecer se parar de se exercitar regularmente:
>
> - Diminuição do tamanho, do tônus e da força muscular, e início da perda da forma corporal desejada.
> - Redução da atividade enzimática de queima de gordura.
> - Perda da capacidade dos músculos de armazenar glicogênio que produz energia.
> - Descondicionamento cardíaco e diminuição do poder aeróbico do corpo.
> - Perda de rapidez e flexibilidade.
> - Retorno gradativo da gordura corporal e aumento das células de gordura.

Fique de olho em você

Uma das técnicas realmente bem-sucedidas que você pode usar para não perder de vista os objetivos de transformação é o automonitoramento. Com ele, você fica atento ao que come, às suas atividades, peso e medidas – a ponto de registrar as informações em um caderno de notas ou diário. De fato, o automonitoramento é um sistema de controle que lhe permite saber em que ponto está em um determinado momento. Como é difícil negar o que é posto no papel, esse registro o ajuda a ser sincero em relação aos seus hábitos, a medir e avaliar seu progresso e a corrigir seu rumo quando necessário. Há vários modos de se fazer o automonitoramento, e todos são importantes. Por exemplo:

- *Mantenha um diário alimentar do que come todos os dias, ou planeja comer.* Isso não significa registrar cada grama de gordura ou contar calorias – apenas permanecer consciente do que está consumindo. O diário alimentar pode influir positivamente em seu comportamento em relação à comida, ajudando-o a se tornar mais consciente de suas escolhas alimentares. Se você estiver engordando, pode ajustar a dieta em função disso.

- *Acompanhe seu progresso em um diário de treino.* Anote quando e por quanto tempo se exercitou, e se aumentou a intensidade ou resistência de certos exercícios. Anotar quantas repetições e séries você fez, ou a frequência e duração de seus exercícios cardiovasculares, criar lembretes motivadores do quanto está ficando forte, em boa forma e com um bom condicionamento aeróbico.

- *Suba na balança.* Seu peso está aumentando ou diminuindo? Como a balança não mente, evita o autoengano e lhe diz se você precisa ficar mais atento aos hábitos alimentares, se exercitar mais ou fazer ambos. Pesquisas revelam que as pessoas que se mantêm magras monitoram frequentemente o peso dessa maneira. Na verdade, muitas se pesam uma vez por dia; contudo, isso pode levar a um comportamento obsessivo-compulsivo e produzir resultados inexatos, porque o corpo pode reter líquido em um dia e perdê-lo no outro. Recomendo que você se pese uma vez por semana ou a cada seis dias.

- *Verifique o caimento de suas roupas.* Sempre recomendo que você use roupas um pouco justas (em vez de largas) para que tenha consciência do próprio corpo e saiba se está voltando a engordar. Se uma peça de roupa começar a ficar apertada demais, é um sinal de que você tem de voltar para o caminho da perda de peso. Monitorar-se usando a balança e se conscientizar do caimento de suas roupas dão a você o controle da administração de seu peso. Medir-se periodicamente também. Sempre fique atento a mudanças no peso e nas medidas, ou no caimento das roupas, e reaja a elas rapidamente. Encontre explicações possíveis para quaisquer alterações no peso.

Elas se devem a mudanças na alimentação (muitos alimentos açucarados ou gordurosos, várias idas a restaurantes, fome emocional, aumento no tamanho das porções, abuso de álcool e assim por diante)?

Devem-se a mudanças na atividade (menos sessões de exercícios, exercícios cardiovasculares insuficientes, deixar de fazer exercícios ou tudo junto)?

Problemas de saúde ou remédios poderiam estar contribuindo para isso? (Se esse for o caso, consulte seu médico.)

Se você se descuidou, por favor, volte aos bons hábitos na próxima vez em que fizer uma refeição e se exercitar. O único erro grave que pode cometer é desistir de seus esforços para mudar seu corpo. Quando retroceder, o que é normal, não procure desculpas. Não culpe o metabolismo. Não culpe sua mãe por lhe empurrar comida. Não culpe seus genes ou qualquer outra coisa que acredite estar além de seu controle. Em vez disso, descubra a verdadeira causa de seu deslize (você se permitiu ficar com muita fome; tinha comida de baixo valor nutritivo em casa) e não deixe que isso aconteça de novo (coma mais regularmente; jogue fora a comida de baixo valor nutritivo). Não desista. Aja imediatamente.

Alimente-se de um modo inteligente

Para continuar a mudar a forma de seu corpo, continue a escolher como base de sua dieta proteínas magras, vegetais com baixo teor de amido, carboidratos pobres em açúcar e carboidratos complexos naturais. Fique longe dos alimentos açucarados. O açúcar e os alimentos que o contêm causam uma sobrecarga de glicose e insulina no organismo. A insulina estimula o movimento da gordura da corrente sanguínea para as células adiposas, onde é armazenada. O resultado cumulativo dessas interações é a pronta conversão de açúcares simples em gordura corporal. Portanto, para lutar contra a gordura, você deve lutar contra o desejo de açúcar. (Exceção: se você estiver com nível baixo de glicose no sangue, comer algo doce imediatamente pode ajudá-lo. Para mais informações sobre hipoglicemia, veja o apêndice A.)

Além disso, evite alimentos com alto teor de gordura, como frituras, salgadinhos e doces, porque ela desacelera o metabolismo. A quantidade de gordura que o corpo armazena está mais ligada à ingestão de gordura que à de calorias. Na verdade, muito pouca gordura corporal vem de carboidratos ou proteína; a maior parte vem da gordura ingerida.

Frequentemente me perguntam se meu programa permite comer produtos industrializados com baixo teor de gordura ou de carboidrato. Não sou favorável, por dois motivos importantes. O primeiro é que esses alimentos tendem a ser processados e, comparados com alimentos de digestão limpa como proteínas magras, vegetais e frutas, os processados são como lodo no organismo, desacelerando o metabolismo e contribuindo com pouco valor nutritivo para a dieta. Em segundo lugar, quando a gordura é removida dos alimentos durante o processo de industrialização, os fabricantes geralmente a substituem por alguma forma de açúcar e carboidrato. Alguns desses alimentos podem desequilibrar os níveis de açúcar no sangue e promover o armazenamento de gordura. Contudo, quando seu peso chegar à estabilidade, você poderá comer ocasionalmente quase tudo.

É muito importante continuar a fazer várias refeições por dia para manter o metabolismo em um estado constante de aceleração.

Sempre que você se alimenta, seu ritmo metabólico aumenta um pouco por causa do calor produzido durante a digestão e absorção do alimento. Comer com frequência alimenta a fornalha corporal e mantém o metabolismo acelerado. Se você passar tempo demais sem comer, seu metabolismo começará a desacelerar.

O fato de os 12 dias terem terminado não significa que você pode comer tudo que encontrar. Continue a controlar as porções. Permaneça consciente do que constitui uma porção e não coma além do permitido.

Além disso, nunca pule o café da manhã. Leia de novo: nunca pule o café da manhã. Essa é a refeição mais importante do dia. Não fazê-la leva ao desejo de comer depois, à fome intensa e baixa energia. Além disso, pesquisas mostram que as pessoas que tomam café da manhã regularmente se mantêm magras; elas não tendem a voltar a engordar. Esse é um hábito positivo que contribuiu para o sucesso da transformação.

Controle a fome emocional

Muitas pessoas comem demais quando estão deprimidas – um hábito que, quando não controlado, pode fazer você engordar. Comer alivia a depressão, mas apenas temporariamente. Depois de abusar da comida, você tende a se sentir ainda pior emocionalmente. Com um profundo sentimento de culpa, pode entrar em um círculo vicioso de abuso de comida e emoções negativas.

A fome emocional é um enorme problema, particularmente entre as mulheres. Uma pesquisa nacional recente do Calorie Control Council (CCC) descobriu que 36% das mulheres culpavam a fome emocional por suas tentativas fracassadas de emagrecer. Outra pesquisa estimou que 50 a 80% de todas as pessoas que fazem dieta abusam da comida para aliviar a depressão e outras emoções negativas. Um grande problema da fome emocional é o alimento escolhido. Geralmente com alto teor de açúcar e carboidratos processados, a *"comida que conforta a alma"* é facilmente metabolizada em gordura.

Há várias estratégias que você pude usar quando está deprimido e com vontade de comer. A primeira é escolher alimentos pouco calóricos, como frutas frescas, vegetais ou grãos integrais. A segunda é se habituar a consumir mais peixe. O peixe contém gorduras benéficas que aumentam os níveis de neurotransmissores – substâncias químicas cerebrais que transmitem mensagens de uma célula nervosa para outra –, particularmente serotonina, conhecida como o "neurotransmissor da felicidade". Isso porque, quando em níveis elevados, ela proporciona sentimentos de tranquilidade, calma e bem-estar emocional. A terceira é, em vez de comer demais quando está deprimido, dedicar-se a atividades como ler, fazer exercícios ou outras coisas de que goste. Os exercícios, em particular, melhoram muito o humor.

Supere a desaceleração

No início, sua perda de peso será constante e até rápida, mas em algum ponto desse progresso se desacelerará e parecerá, inclusive, ter parado totalmente. Isso ocorre porque seu corpo está se ajustando às mudanças e, por isso, a perda de peso se torna mais lenta. Contudo, a desaceleração só ocorre após várias semanas na dieta, portanto, se você experimentar uma, será depois de ter perdido muitos quilos e centímetros. E qual é o típico remédio usado por muitas pessoas quando isso acontece? Você pode ficar desmotivado e desistir, ou reduzir drasticamente sua ingestão de alimentos. É claro que nenhuma dessas abordagens funciona e só o predispõem a recuperar o peso perdido. Tenha em mente que seu corpo atingirá uma estabilidade. Isso é natural, mas se você se mantiver concentrado e seguir seu plano alimentar, a superará.

Uma das melhores defesas contra a desaceleração é o exercício regular, particularmente uma combinação de treinamento de resistência e cardiovascular, como recomendo neste livro. Os exercícios cardiovasculares aceleram a atividade metabólica dos músculos, aumentando a capacidade do corpo de queimar gordura; o treinamento de resistência, além de desenvolver tecido muscular metabolicamente ativo, ajuda o metabolismo a permanecer acelerado por até 24 horas após os exercícios. A mensagem aqui é que, se você seguir os métodos de exercícios recomendados, não terá de se preocupar com a desaceleração. Seu progresso deve ser razoavelmente constante.

Além disso, é muito importante entender os efeitos dos hormônios nesse contexto. Não espere perder algum ou muito peso imediatamente antes ou durante o período menstrual. Quando ele terminar, em geral você voltará a perder peso.

Mas se não perder, eis um modo pouco conhecido de superar essa fase: beba três litros de água por dia, como enfatizo ao longo do livro. Bebendo água suficiente, você pode manter a fornalha metabólica acesa. Estudos mostram que a água aumenta a capacidade do corpo de queimar calorias, diminui o apetite e, dessa forma, controla a ingestão de alimentos e reduz a quantidade de gordura armazenada no corpo. Como a gordura é digerida por meio de um processo que envolve água, a *hidrólise*, quantidades insuficientes de água no corpo impedem a quebra eficaz de gordura.

Há outros motivos para priorizar a água. Ela ajuda a formar as estruturas das proteínas e do glicogênio, fortalecendo os músculos. Você não pode carregar as células musculares de glicogênio ou fornecer aminoácidos para o tecido muscular sem água adequada. A água tem um papel-chave na digestão, eliminação, regulação da temperatura corporal, lubrificação das articulações, hidratação da pele e manutenção do tônus muscular. Também transporta nutrientes, oxigênio e glicose para todas as células do corpo e depois remove as toxinas e impurezas do organismo. Ironicamente, se você não beber água suficiente, poderá armazenar mais água, que poderá se revelar como peso extra na balança. Isso ocorre porque a água dilui. Sem água suficiente, você também pode ficar com mais fome, cansado, sem energia e com prisão de ventre.

A sede é um sinal do primeiro estágio da desidratação. Você deve permanecer hidratado e evitá-la. Se ficar apenas levemente desidratado, já regrediu em seus esforços para perder peso. Reidrate-se imediatamente. Se não está bebendo água suficiente, os sinais de desidratação surgem em sua urina. Urina escura é sinal certo de desidratação, por isso tente beber bastante água para produzir urina clara ou amarelo-clara a cada duas ou três horas, durante o dia.

Uma última dica: quando atingir seu objetivo, poderá "trapacear" em um ou dois dias por semana e comer o que quiser, desde que não volte totalmente aos seus antigos hábitos.

Trace seu plano de manutenção da forma corporal

Chegará o dia em que você usará roupas que revelarão sua forma corporal. Não evitará mais se olhar no espelho, comprar roupas justas, se vestir de modo que disfarce seu corpo, ou ser visto despido por quem ama. Não evitará mais nada disso!

Quando esse dia chegar, você desejará ter um plano de manutenção simples. Como sua última tarefa relativa à transformação corporal, gostaria que preenchesse a planilha a seguir e a colocasse em um lugar para que possa vê-la todos os dias. Está pronto? Então, vamos em frente.

Meu plano de manutenção

Relacione os motivos pelos quais você não quer voltar à sua antiga forma:

_____

_____

_____

_____

_____

_____

Relacione os hábitos positivos que manterá para permanecer em forma:

_____

_____

_____

_____

_____

_____

Relacione zonas de perigo pessoais com que pode se deparar (pular refeições, alimentar-se tarde da noite, negligenciar os exercícios, alimentar-se em função do estresse, não se automonitorar, e assim por diante).

_____

_____

_____

_____

_____

Finalmente, para cada zona de perigo pessoal que relacionou, encontre uma estratégia ou solução que evite esse problema particular ou essa barreira à manutenção.

_____

_____

_____

_____

_____

Você já sabe (pelo menos espero que sim): há um sentimento de êxtase natural associado a ter um corpo bonito e bem proporcionado, e a exibi-lo em roupas sensuais. E você o experimentará se fizer tudo que é recomendado neste livro! Decida hoje e todos os dias que não terá mais um corpo pesado; você quer que seu corpo se mova, respire e viva com beleza e saúde.

Chegamos ao fim deste livro, mas isso é apenas o começo. Agora você tem todos os fatos, os princípios básicos de que precisa para entrar em forma e permanecer assim. Tem tudo de que precisa para ficar com um corpo elegante, bem proporcionado e perfeito para sempre. Apenas persevere e apreciará os resultados. Você merece isso!

Apêndice A

Adaptações de acordo com problemas de saúde específicos

Muitos leitores enfrentam desafios especiais ao perder peso e seguir um plano alimentar específico. Leia esta parte atentamente se tiver hipoglicemia, diabetes, problemas de pressão arterial, doenças da tireoide, distúrbios digestivos, colesterol alto ou pele/cabelos ressecados; se estiver tomando medicamentos ou tiver qualquer tipo de problema de saúde. Identifique seu tipo físico, crie sua rotina de exercícios e escolha a dieta personalizada. Porém, antes de começar, mostre o programa ao seu médico e peça para ele que o adapte ao seu caso. Sempre recomendo aos meus clientes *mostrar seu programa de transformação aos seus médicos,* de maneira que possam ter todas as informações possíveis sobre a dieta e os exercícios que pretendem fazer. Todos os meus programas de transformação foram feitos para homens e mulheres em condições normais de saúde, para ajudá-los a perder peso e a se tornarem ainda mais sadios durante o processo. As pessoas que tenham algum problema de saúde e mulheres grávidas ou tentando engravidar não devem começar este ou qualquer outro programa de emagrecimento ou exercícios antes de receber aprovação médica.

Hipoglicemia
(nível baixo de glicose sanguínea)

Isto já aconteceu com você? Acabou de se exercitar e se sentiu esgotado, fraco ou tonto; ou até experimentou confusão mental. O que houve? Os exercícios não deveriam energizá-lo? Esse incidente perturbador pode ser consequência de um problema conhecido como hipoglicemia, ou açúcar baixo no sangue. Ocorre quando os níveis de glicose (açúcar no sangue) – que age como uma fonte de energia para o corpo – são queimados durante o exercício e caem demais para manter a atividade. Outras causas principais da hipoglicemia são carboidratos e proteína insuficientes na corrente sanguínea, e um intervalo muito longo entre as refeições.

Quando não há glicose suficiente em circulação no sangue, no sistema nervoso e em outras células, ocorre falta de energia. Alguns sintomas comuns incluem:

- Suor frio ou visão embaçada.
- Sensação de desequilíbrio, ou perda da capacidade de falar e se concentrar.
- Letargia, fraqueza, tremores ou desmaios.
- Dor de cabeça, náuseas ou uma ressaca inexplicável.

Um dos modos de evitar a hipoglicemia, assim como de administrá-la, é ingerir um carboidrato ou uma proteína magra antes de se exercitar, como recomendei no Capítulo 8. Esse tipo de lanche ajuda a manter seu fluxo de glicose em um ritmo mais lento do que ingerir um carboidrato rápido, que pode causar uma necessidade imediata de insulina para abaixar o nível de açúcar no sangue e provocar uma queda ainda maior nele quando você começar a se exercitar. Como outra medida preventiva, ingira um carboidrato em todas as refeições.

Se você apresentar qualquer um dos sintomas anteriormente mencionados depois de apenas uma ou duas horas sem comer, pode ter hipoglicemia, e deve consultar seu médico antes de iniciar este programa.

A hipoglicemia também faz com que você tenha dificuldade em avaliar sua fome. O nível baixo de glicose pode deixá-lo esfomeado, e aí você vai querer comer tudo que estiver ao alcance para elevá-lo. Nesse ponto, pode ser difícil controlar o que você come. É quando você sente necessidade de trapacear e normalizar seu nível de glicose sanguínea. Não há nenhum problema em comer torta, bolo, queijo ou algo sem valor nutritivo para se sentir totalmente bem. Depois você deve levar seu plano alimentar para seu médico e pedir que ele o adapte acrescentando mais carboidratos.

Em geral, se você come em horários programados dentro do seu plano alimentar, o açúcar no sangue fica relativamente estável. Mas se mesmo assim você sofrer de hipoglicemia, talvez seja melhor adaptar o plano para evitar os desagradáveis sintomas da falta de glicose. No quadro a seguir, há algumas soluções para ajudá-lo.

SE VOCÊ FOR HIPOGLICÊMICO

Tipo físico A	Adapte o plano alimentar de modo que inclua um carboidrato em todas as refeições. Pode ser uma batata ou inhame (na porção que lhe couber); uma porção adicional de toranja ou frutas silvestres; ou ½ xícara de mingau de aveia. Para manter o nível de glicose seguro, não pule nenhuma refeição. Em um dos lanches, ingira um carboidrato como um inhame (170g) ou 1 xícara de arroz e uma banana antes e depois de se exercitar. Sempre acrescente 60g de proteína a esse carboidrato.
Tipo físico B	Adapte o plano alimentar de maneira que acrescente um carboidrato em todas as refeições. Pode ser arroz integral (na porção que lhe couber) ou uma porção adicional de toranja ou frutas silvestres. Para manter o nível de glicose seguro, não pule nenhuma refeição. Coma um carboidrato e uma proteína antes e depois de se exercitar.
Tipo físico C	Adapte o plano alimentar afim de adicionar um carboidrato em todas as refeições. Pode ser arroz integral (na porção que lhe couber) ou uma porção adicional, como uma banana ou outra fruta com alto teor de açúcar. Para manter o nível de glicose seguro, não pule nenhuma refeição. Ingira um carboidrato e uma proteína antes e depois de se exercitar.
Tipo físico D	Adapte o plano alimentar incluindo um carboidrato em todas as refeições. Pode ser arroz integral (na porção que lhe couber). Para manter seu nível de glicose seguro, não pule nenhuma refeição. Coma um carboidrato e uma proteína antes e depois de se exercitar.
Tipo físico E	Adapte seu plano alimentar acrescentando um carboidrato em todas as refeições. Pode ser arroz integral ou arroz integral e feijões (na porção que lhe couber), ou uma porção de clara de ovos, farinha de aveia ou uma banana. Para manter o nível de glicose seguro, não pule nenhuma refeição. Ingira um carboidrato e uma proteína antes e depois de se exercitar.

Você pode modificar ainda mais a dieta de *O milagre da transformação em 12 dias* consumindo abacaxi fresco, passas ou outra fruta em lanches durante o dia, ou entre as refeições. Além disso, tenha barras de cereais ou manteiga de amendoim em seu escritório ou carro em caso de uma emergência de queda de açúcar no sangue. Caso isso ocorra, precisará ingerir açúcar simples o mais rápido possível. Suco de frutas, frutas secas, laranja ou mesmo balinhas de goma podem ajudá-lo a aliviar os sintomas. Esperar demais antes de comer pode ser perigoso. Você pode desmaiar ou entrar em estado de choque. Quanto mais esperar, mais difícil será reequilibrar o nível de glicose no sangue. Não se preocupe: ingira alimentos com alto teor de açúcar até se sentir totalmente bem.

Se os sintomas forem muito intensos, coma torta, sorvete ou outro alimento com alto teor de açúcar. Mas, assim que puder, ingira um carboidrato lento, que se converte em glicose mais devagar, com um pouco de proteína magra. Essa combinação de alimentos leva a um nível de glicose sanguínea mais estável e a um nível de energia mais constante. Jamais coma apenas proteína; isso abaixará ainda mais o nível de glicose no sangue.

A maioria das pessoas fica hipoglicêmica de vez em quando, portanto é importante conhecer os sintomas e as soluções para lidar com eles. Contudo, se você tiver hipoglicemia muito grave, pode precisar acrescentar um carboidrato a todas as refeições. Não se esqueça de pedir ao médico para personalizar sua dieta.

Hipertensão (pressão arterial)

Doença em geral assintomática, a hipertensão afeta um em cada quatro americanos. A pressão arterial normal é de 12 x 8, na maioria das vezes. O número mais alto indica a pressão *sistólica* – a pressão na artéria quando o coração se contrai; o número mais baixo revela a pressão *diastólica* – a pressão na artéria quando o coração relaxa. Cada aumento na pressão arterial corresponde a um aumento no risco de enfarte, parada cardíaca, AVE e doença renal.

Os exercícios podem ter um efeito positivo na pressão arterial, porque 30 a 120 minutos após um exercício cardiovascular a pressão arterial tende a abaixar ou se estabilizar em um nível normal. Pesquisas mostram que, se você incorporar os exercícios ao seu estilo de vida, com o correr do tempo isso ajudará a reduzir e até normalizar sua pressão arterial.

O American College of Sports Medicine (ACSM) afirma que é possível abaixar a pressão arterial com exercícios de intensidade moderada feitos três a cinco vezes por semana, em sessões de 20 a 60 minutos. Na verdade, exercícios de intensidade moderada – como uma caminhada enérgica – podem abaixar ainda mais a pressão arterial do que o treinamento de intensidade mais alta – como corrida.

A ACSM não recomenda treinamento de resistência como única forma de exercício para os hipertensos, porque não abaixa a pressão tanto quanto os exercícios aeróbicos. Na verdade, o treinamento de resistência a aumenta, por isso é vital que você siga o protocolo de seu médico para administrar a hipertensão, e também faça exercícios aeróbicos junto a treinamento de resistência.

Como, exatamente, o exercício regular abaixa a pressão arterial? Embora ainda não se tenha chegado a um acordo a esse respeito, o exercício realmente parece relaxar os vasos sanguíneos, reduzir os níveis de certos hormônios e melhorar a função renal, e tudo isso contribui para o controle da pressão arterial.

Se você foi diagnosticado como hipertenso, o exercício regular, conforme recomendado neste programa, deve ajudá-lo, já que o sedentarismo associado à hipertensão é um importante fator de risco de doença cardiovascular. Seu plano alimentar personalizado também deve ajudá-lo bastante porque é muito pobre em sódio, um dos principais responsáveis pela hipertensão. As dietas pobres em sódio ajudam muito a abaixar a pressão arterial, e abaixá-la mesmo um pouco já é benéfico. Emagrecer também ajuda a levar a pressão arterial de volta para a zona de segurança.

Hipotensão (pressão arterial baixa)

Quando você se exercita, ocorrem certas mudanças no sistema cardiovascular. Uma das maiores se deve ao desvio do fluxo sanguíneo para os músculos que está exercitando. Quando o fluxo de sangue para os músculos aumenta muito, há uma queda na pressão arterial. Geralmente essa queda é normal e benéfica, mas em uma pessoa suscetível a hipotensão pode aumentar o risco de desmaio.

Em alguns casos, as pessoas que perdem fluidos por meio de suor, diarreia ou vômito, podem ficar com a pressão baixa, porque essas condições reduzem o volume de sangue. Outras causas podem ser desidratação ou perda de eletrólitos (minerais) e sódio decorrentes da transpiração e dos exercícios. Como já mencionei, se você estiver fazendo uso de medicamentos para pressão, particularmente diuréticos, sua pressão pode ficar baixa.

A pressão arterial normal é 12 x 8, ou menor. Ao contrário do que ocorre com a hipertensão, não há parâmetros nítidos para se diagnosticar a hipotensão, embora muitos médicos considerem 10,5 x 7 ou 10 x 6 baixos. Se seu médico lhe disser que sua pressão arterial é extremamente baixa, você vai precisar passar por um exame mais minucioso, porque a hipotensão não é uma doença específica, mas pode ser um sinal de que há algum outro problema. Existem sintomas indicativos de pressão baixa, que incluem:

- Cansaço, mal-estar, letargia ou sonolência
- Ritmo cardíaco irregular ou elevado
- Suor frio
- Tontura ou vertigem

Quando se tem pressão baixa, é preciso aumentar o consumo de sódio. Nesse caso, acrescente um pouco de sal à dieta, especialmente de manhã. Atum sem sódio e molho de soja de baixo teor de sódio são duas ótimas maneiras de incorporar esse elemento à sua dieta sem estimular a retenção de líquido. Se você apresentar sintomas de pressão baixa, procure sempre ter à mão uma fonte de sal. Uma boa solução é levar no bolso saquinhos de sal. Consuma imediatamente um se começar a sentir tontura ou vertigem. Além disso, pode ingerir algo salgado, como batatas fritas, acompanhado de doce, como suco de laranja. Essa combinação de sal e açúcar pode ajudar a estabilizar a pressão arterial. Outra boa medida que você pode tomar é repor os eletrólitos e o sódio perdidos com um suplemento energético para elevar a pressão arterial a níveis mais normais. Você pode pôr sal nele, o que normalizará rapidamente sua pressão. Emagrecer ou reduzir os carboidratos em seus lanches pode abaixar a pressão. É importante medi-la regularmente. Na verdade, isso é necessário se você tiver pressão arterial anormal. Peça ao seu médico para rever seu plano alimentar personalizado e a rotina de exercícios.

Diabetes

É uma desordem do metabolismo do açúcar em que há glicose demais circulando no sangue. Com o diabetes, duas coisas podem estar erradas. A primeira é que o corpo pode estar produzindo pouca ou nenhuma insulina. A segunda é que as células podem não estar reagindo adequadamente à insulina e, portanto, não estar sendo nutridas, uma vez que é a insulina que ajuda a levar nutrientes para elas. Nas duas situações, a glicose começa a aumentar na corrente sanguínea, o que provoca todos os tipos de problemas metabólicos. O corpo é privado de energia e os órgãos podem acabar se deteriorando se o açúcar no sangue não for controlado. O diabetes é uma doença muito grave e potencialmente mortal que deve ser monitorada e tratada pelo médico.

Um dos modos de controlar o açúcar no sangue é por meio de exercícios, que demonstraram abaixar o nível de glicose no sangue. Os exercícios também reduzem o risco de doença cardíaca, comum nos diabéticos. Se você recebeu o diagnóstico de diabetes, precisa falar com seu médico sobre qual exercício deve fazer. Muitos recomendam exercícios aeróbicos, como caminhada, jogging e ciclismo, que ajudam a emagrecer (a obesidade complica o diabetes), respirar mais profundamente e fazer o coração trabalhar mais. O treinamento de resistência também é muito benéfico, pois estimula o uso de insulina ativando uma proteína-chave nas células musculares que ajuda esse hormônio a empurrar a glicose para dentro das células. Um aviso: se você tiver problemas nos nervos dos pés ou das pernas, como muitos diabéticos, seu medico poderá limitá-lo a exercícios de baixo impacto que não agravam o problema, como aqueles em bicicleta ergométrica.

Pode haver alguns riscos se você for diabético e seguir um programa de exercícios. Contudo, os benefícios os superam. Um risco é o de sua glicose ficar baixa demais (hipoglicemia) após o exercício. Por esse motivo, é vital que verifique seu nível antes e depois de se exercitar. (O médico pode lhe dar orientações sobre qual deve ser seu nível de glicose durante ou após o exercício.) Tenha uma guloseima à mão caso o nível de glicose caia durante ou após o exercício. Se ele estiver muito baixo ou muito alto antes de você se exercitar, só comece o exercício depois que melhorar.

Se você estiver acima do peso e for portador de diabetes tipo 2 (também chamado *diabetes mellitus* não insulino-dependente ou DMNID), o emagrecimento por meio de dieta e exercícios regulares pode ser essencial para controlar a doença. Em muitos casos, emagrecer faz com que as pessoas com diabetes do tipo 2 deixarem de tomar medicamentos. O emagrecimento também reduz o colesterol e a pressão arterial, ambos comumente elevados nessa forma da doença.

Como o plano alimentar personalizado, em conjunto com os medicamentos para diabetes, pode reduzir a pressão, é importante ter sempre com você tabletes de glicose, em caso de emergência hipoglicêmica.

Embora o plano alimentar e de exercícios possa ajudar a regular a glicose nos diabéticos, você não deve iniciar o programa antes de consultar o médico, particularmente se precisa de insulina suplementar.

Úlceras e outros distúrbios digestivos

Os distúrbios digestivos afligem milhões de americanos e pioram com o consumo de certos alimentos. Se você tem problemas como úlceras, deve identificar os alimentos que os agravam e mudar a alimentação e o estilo de vida, sob orientação médica. Eis alguns conselhos gerais:

- ▪ Siga uma dieta balanceada que se concentre em alimentos integrais e não processados, como os que recomendo neste programa, em vez de em alimentos que provocam o problema digestivo. Alguns dos mais comuns são os alimentos gordurosos e os lacticínios (ambos estimulam a liberação de ácidos), bebidas cafeinadas, café (comum e descafeinado), chocolate, vinagre, pimenta do reino e *chilli* em pó.

- Fique na defensiva em relação aos alimentos. Evite vegetais crus e os cozinhe para facilitar a digestão. Coma batatas na forma de purê, caso seu plano as recomende. Além disso, coma peixes bem leves (como o linguado), peito de peru moído e claras de ovos, quando a dieta permitir.
- Tome medidas para controlar o estresse. O que os especialistas realmente sabem sobre o elo entre estresse e úlceras é que o primeiro pode agravá-las ou causá-las prematuramente. Você pode reduzir seu estresse praticando regularmente Respiração Abdominal, exercícios e atividades de relaxamento, como a meditação.

Se você sofre de doença inflamatória intestinal (DII), como a doença de Crohn ou a colite ulcerativa, ou outros distúrbios digestivos, como diverticulose ou cólon espástico (síndrome do cólon irritável ou SCD), sempre consulte o médico antes de mudar sua dieta.

Doenças da tireoide

Na frente de sua laringe há uma massa de tecido em forma de gravata-borboleta chamada glândula tireoide. Ela produz hormônios específicos que determinam seu ritmo metabólico. Se o ritmo for lento – uma doença chamada hipotireoidismo –, sua tireoide pode não estar produzindo hormônios suficientes, e a capacidade de digestão do seu corpo fica comprometida. Em vez de se converter em energia, os alimentos são, antes de mais nada, armazenados como gordura corporal.

Portanto, as doenças da tireoide influem na perda de peso. Quando a tireoide é preguiçosa, a dificuldade em emagrecer ou o ganho contínuo de peso está relacionada à queda no metabolismo que frequentemente acompanha o hipotireoidismo. Mesmo depois de hipotireoidismo ser tratado com medicamentos, você pode descobrir que seu metabolismo não voltou a ser o mesmo. Há algumas medidas adicionais que você pode adotar, relacionadas a seguir. Consulte o médico para saber se alguma delas pode ajudá-lo.

- *Tomar café da manhã.* Como salientei neste livro, não tomá-lo pode desacelerar o metabolismo. Sem nutrição suficiente para começar o dia, o corpo entra em um estado temporário de inanição, achando que não será alimentado. Por isso, começa a armazenar gordura para sua sobrevivência. Para evitar essa reação, basta começar o dia com uma refeição nutritiva. As pessoas que tomam café da manhã regularmente têm mais facilidade em emagrecer e se manter magras.
- *Fazer várias refeições durante o dia.* Refeições frequentes, que recomendo em todas as minhas dietas, mantêm os níveis de açúcar no sangue estáveis e reativam o metabolismo, além de ser uma fonte constante de combustível para acelerá-lo.
- *Fazer exercícios cardiovasculares moderados.* Essa forma de exercício realmente estimula o metabolismo. Mantenha-o moderado. As pessoas com doenças da tireoide frequentemente sofrem de fadiga. Exercitar-se muito vigorosamente por tempo demais pode agravar a fadiga relacionada com a tireoide.
- *Fazer treinamento de resistência.* Essa forma de exercício desenvolve músculos firmes e fortes que são metabolicamente ativos. Isso significa que podem queimar gordura de forma mais eficiente que músculos sem tonificação, mesmo em repouso. Quando mais massa muscular magra você desenvolver, mais gordura poderá queimar.
- *Não se esquecer de beber água.* O processo metabólico de uso de energia precisa de bastante água para ser eficiente. Beba três litros (cerca de 12 copos) de água por dia.

Se você estiver comendo de acordo com seu plano alimentar e continuar com dificuldade em emagrecer, é uma boa idéia consultar o médico e pedir um exame de função da tireoide. Esse exame verifica se os níveis de hormônios tireoidianos no sangue estão dentro de uma faixa normal. Se você receber o diagnóstico de hipotireoidismo, pode fazer um tratamento e resolver esse problema com medicamentos apropriados.

Gravidez ou amamentação

Muitas mulheres têm dúvidas e preocupações a respeito de se exercitarem durante a gravidez e amamentação. Embora você deva discutir tais questões com o médico, em geral os especialistas concordam em que os exercícios – dentro de certos limites – podem ser benéficos. Se você estiver grávida, eles podem ajudá-la a se sentir menos cansada, aumentar o nível de energia e ajudá-la a lidar melhor com as exigências físicas do parto e da recuperação no pós-parto. É claro que nenhuma mulher deve iniciar um programa de exercícios durante esse período.

O médico pode aconselhá-la sobre se pode continuar o programa de exercícios regular durante toda a gravidez. Contudo, algumas mulheres têm de interrompê-lo por causa de problemas de saúde como obesidade, diabetes, limitações ortopédicas ou complicações obstétricas. Se você se exercitar durante a gravidez e apresentar sintomas incomuns, pare e procure imediatamente o médico. Alguns desses sintomas incluem sangramento vaginal, tontura, dor de cabeça, dor no peito, fraqueza muscular, dor ou inchaço e vazamento de líquido.

O American College of Obstetricians and Gynecologists (ACOG) salienta que, na ausência de complicações, 30 minutos ou mais de exercícios moderados diários na maioria dos dias da semana, senão em todos, são recomendados para as mulheres grávidas. Quanto ao treinamento de resistência, converse com o médico, pois pode não ser apropriado para todas as mulheres grávidas. Nunca é demais dizer: obtenha a aprovação de seu médico antes de começar ou continuar um programa de exercícios.

Não siga o programa alimentar de *O milagre da transformação em 12 dias* se você estiver grávida ou amamentando. O corpo exige calorias extras nessa fase. Deixe o programa para quando parar de amamentar. É uma ótima ferramenta para perder rapidamente os quilos acumulados na gravidez.

Menopausa

Muitas mulheres ainda tomam estrogênio na forma de pílulas anticoncepcionais ou terapia de reposição hormonal de estrogênio, progesterona, ou ambos. O estrogênio provoca retenção de líquido, mas isso não significa que você não possa emagrecer. Significa apenas que isso se dará de forma mais lenta. Porém, uma boa notícia é que *O milagre da transformação em 12 dias* provou ser uma ferramenta eficaz para as mulheres na menopausa que precisam acelerar os mecanismos de queima de gordura, apesar de tomarem estrogênio.

Alergias a alimentos

As alergias a alimentos podem ser uma causa oculta de ganho de peso, e os possíveis suspeitos de provocar reações em pessoas suscetíveis são leite, ovos, amendoim, produtos de soja, trigo, peixes e crustáceos. Se você souber que tem alergia a certos alimentos, evite-os! Com a ajuda do médico, encontre alternativas toleráveis ao seu organismo.

Você não está sozinho se descobriu que não deve consumir trigo e seus derivados. Embora às vezes diagnosticada como alergia a trigo, a doença celíaca é uma desordem genética hereditária que afeta uma em cada trezentas pessoas. Se você for uma delas, não pode consumir a proteína (ou glúten) encontrada no trigo, no arroz na cevada e, em um grau menor, na aveia. Nas pessoas com doença celíaca, o glúten provoca uma resposta autoimune que causa danos ao intestino delgado, que por sua vez perde a capacidade de absorver os nutrientes.

Peça informações em uma loja de produtos naturais sobre produtos livres de trigo e glúten (os rotulados como isentos de trigo não são necessariamente livres de glúten). Ao planejar sua nutrição, é importante que se concentre nos alimentos que pode consumir, em vez de nos que não pode. As pessoas com alergias a alimentos devem consultar médicos ou nutricionistas para garantir uma alimentação saudável.

Colesterol alto

De certa forma, o colesterol tem dupla personalidade: por um lado é bom porque é necessário para a digestão da gordura alimentar, produção de hormônios, construção de paredes celulares e outros processos importantes. Mas também tem um lado mau. Uma quantidade excessiva do tipo errado de colesterol (LDL) danifica as artérias e causa enfarte e AVE.

Os níveis de colesterol são verificados por meio de um exame de sangue. Seu colesterol total se encaixará em uma destas categorias:

Desejável – abaixo de 200mg/dL
Limítrofe com alto risco – 200-239mg/dL
Alto risco – 240mg/dL e acima

Seu colesterol LDL se encaixará em uma destas categorias:

Ótimo – abaixo de 100mg/dL
Perto/acima do ótimo – 100-129mg/dL
Limítrofe alto – 130-159mg/dL
Alto – 160-189mg/dL
Muito alto – 190mg/dL e acima

O nível de colesterol LDL influi muito no risco de enfarte e AVC. Quanto mais baixo for o LDL, mais baixo será o risco. Na verdade, ele avalia o risco melhor do que o colesterol total.

Quanto ao colesterol HDL (chamado de "bom"), na mulher comum, os valores saudáveis são de 50 a 60mg/dL. No que diz respeito a esse número, quanto mais alto melhor. O colesterol HDL abaixo de 40mg/dL é considerado baixo e põe você em alto risco de doença cardíaca. O HDL ajuda a evitar o aumento de colesterol nos vasos sanguíneos.

Realizar atividades físicas regularmente é uma medida de estilo de vida que você pode tomar para ajudar a controlar os problemas de colesterol. Segundo pesquisas, o treinamento de resistência, em particular, melhora o nível de colesterol reduzindo as taxas de LDL e aumentando as de HDL.

Se você tiver colesterol alto, evite carne vermelha e crustáceos, independentemente de seu tipo físico. A gordura saturada e o colesterol presentes nesses alimentos contribuem para elevar o nível de colesterol no sangue, o qual, por sua vez, entope os vasos sanguíneos e aumenta o risco de enfarte e AVE. Como proteína, limite-se a aves magras e peixes. Passar de uma ou duas refeições maiores por dia para cinco ou seis menores pode abaixar seu colesterol em cerca de 5%, segundo um estudo da University of Cambridge, na Inglaterra. Finalmente, reveja seu plano alimentar e de exercícios com o médico.

Pele ou cabelos ressecados

Se sua pele ou seus cabelos estiverem incomumente ressecados, acrescente um pouco mais de gordura à sua dieta. Há maneiras de se fazer isso sem afetar o emagrecimento. Por exemplo, acrescente uma colher de chá de óleo de semente de linhaça à salada. Ou substitua uma das proteínas por um peixe mais gordo, como salmão, truta ou perca. Se fizer isso, elimine o carboidrato dessa refeição e o substitua por verduras. Eis por quê: a gordura adicional ingerida com o carboidrato tem por infeliz consequência ser mais prontamente armazenada. Eliminar o carboidrato evitará que isso aconteça e manterá sua perda de peso como estava antes. Além disso, a gordura do peixe ou do óleo de semente de linhaça ajuda a manter os níveis de glicose, para que o açúcar em seu sangue não caia muito por falta de carboidrato. Obviamente, você precisa ter muita cautela com esse tipo de manipulação da dieta se tiver tendência à hipoglicemia.

Uso de medicamentos

Pode ser que você fique surpreso em saber que mais de cem medicamentos prescritos têm como efeito colateral comum o aumento de peso. Alguns dos piores são os antidepressivos, anti-hipertensivos, esteroides, remédios contra o diabetes, terapia de reposição hormonal e medicamentos anticonvulsivos. Se você estiver tomando qualquer um desses remédios ou outros, pergunte ao médico se isso pode interferir em seu desejo de emagrecer. Nunca deixe de tomar um medicamento ou ajuste a dosagem sem antes consultá-lo.

Além disso, alguns alimentos não interagem bem com medicamentos (toranja, por exemplo). Portanto, torne seu médico ciente de seu plano alimentar e peça que o revise antes de começar a transformação corporal.

Apêndice B

Referências científicas

Parte das informações contidas neste livro tem origem em relatórios de pesquisas médicas em publicações populares e científicas, em fontes na internet e em pesquisas pelo computador de bases de dados médicos de resumos de pesquisas.

Capítulo 1. O que o espera

Canoy, D., et al. 2005. Cigarette smoking and fat distribution in 21,828 British men and women: a population-based study. *Obesity Research* 13: 1446-1475.

Oregon Health & Science University. 2005. OHSU researchers uncover cause, possible treatment for abdominal fat in postmenopausal women. *News release*, 6 de junho.

Capítulo 3. Domine a conexão mente-corpo

Epel, E. S., et al, 2000. Stress and body shape: Stress-induced cortisol secretion is consistently greater among women with central fat. *Psychosomatic Medicine* 62: 623-632.

University of California-San Francisco, 2000. An assessment of yourself as rich and powerful may keep you healthy, according to UCSF study. *News release*, 19 de novembro.

Capítulo 4. Como transformar seu corpo em 12 dias

Carter, R., et al. 1998. Exercise conditioning in the rehabilitation of patients with chronic obstructive pulmonary disease. *Archives of Physical Medicine and Rehabilitation* 69: 118-122.

McDougall, J., et al. 1995. Rapid reduction of serum cholesterol and blood pressure by a twelve-day, very low fat, strictly vegetarian diet. *Journal of the American College of Nutrition* 14: 491-496.

Sonka, J., et al. 1991. Hormonal, metabolic and cardiovascular response to the duration of a combined slimming regimen. *Czech Medicine* 14: 156-163.

Capítulo 7. Queime gordura com exercícios cardiovasculares

Kohrt, W. M., et al. 1992. Exercise training improves fat distribution patterns in 60 to 70-year-old men and women. *Journal of Gerontology* 47: M99-M105.

Rodin, J., et al. 1990. Weight cycling and fat distribution. *International Journal of Obesity* 14: 303-310.

Capítulo 8. Meu plano de nutrição para transformar meu corpo

Barlow, J. 2001. Consuming more protein, fewer carbohydrates may be healthier. *Press release*, News Bureau, University of Illinois, em Urbana-Champaign.

Burke, L. M. 1997. Nutrition for post-exercise recovery. *Australian Journal of Science and Medicine in Sport* 1: 3-10.

Clark, N. 1992. Fluid facts: what, when, and how much to drink. *The Physician and Sportsmedicine* 20: 33-36.

Editor. 1992. Alcohol and weight gain – a double whammy. *Medical Update* 16: 4.

Howarth, N. C., et al. 2001. Dietary fiber and weight regulation. *Nutrition Review* 59: 129-139.

Ivy, J. L. 1998. Glycogen resynthesis after exercise: effect of carbohydrate intake. *International Journal of Sports Medicine* 19: S142-S145.

Kleiner, S. M. 1999. Water: an essential but overlooked nutrient. *Journal of the American Dietetic Association* 99: 200-206.

LeBlanc, J., et al. 1993. Components of postprandial thermogenesis in relation to meal frequency in humans. *Canadian Journal of Physiology and Pharmacology* 71: 879-883.

Maffucci, D. M., et al. 2000. Towards optimizing the timing of the pre-exercise meal. *International Journal of Sports Nutrition and Exercise Metabolism* 10: 103-113.

Epílogo. Depois dos 12 primeiros dias: pareça melhor do que nunca, *definitivamente*

Bouchard, C., et al. 1990. Long-term exercise training with constant energy intake: effect on body composition and selected metabolic variables. *International Journal of Obesity* 14: 57-73.

Kayman, S., et al. 1990. Maintenance and relapse after weight loss in women: behavioral aspects. *American Journal of Clinical Nutrition* 52: 800-807.

Wing, R. T., et al. 2001. Successful weight loss maintenance. *Annual Review of Nutrition* 21: 323-341.

Wyatt, H. R., et al. 2002. Long-term weight loss and breakfast in subjects in the National Weight Control Registry. *Obesity Research* 10: 78-82.

Apêndice A. Adaptações de acordo com problemas de saúde específicos

White, J., 1992. Exercising for two: what's safe for the active pregnant woman? *The Physician and Sportsmedicine* 20: 179-186.

Índice Remissivo

Observação: *os números de página em itálico indicam fotos*

abdominais, 64-65
Abdução de Quadril, 128-129
açúcar (alimentos açucarados), 200, 232
adrenalina, 169
Adução de Quadril, 126, *127*
afinamento da cintura, 169-170
Agachamento Livre, 122, *123*
alergia a trigo, 254
alergias a alimentos, 254
alimentação. *Veja* dieta
alimentos com alto teor de gordura, 201, 232
alimentos integrais, 192-193
alimentos permitidos, 195-200
alimentos processados, 232
alimentos ricos em fibras, 197-98
amamentação, 253
American College of Obstetricians and Gynecologists (ACOG), 253
American College of Sports Medicine (ACSM), 146-258
American Society of Bariatric Physicians (ASBP), 226
aminoácidos, 193
amplitude de movimentos. *Veja também* exercícios específicos
    curta, 72-74
    total, 64
aquecimento, 106, 185-186
arroz, 211
artista com seu próprio corpo, 81-83
aspargo, 197
atividades, escolhendo suas, 174-180
    bicicleta ergométrica, 179-180
    caminhada, 174-177
    corrida, 178
    esteira, 178
    jogging, 176-178
atum enlatado, 248
autoimagem, 227
automonitoramento, 229-231
    fotos de "antes", 81-83
    medidas, 83-86
avanços, 72

balanças, 230
batata-doce, 211
batatas, 211
beber água, 205, 235-236, 252
bebidas alcoólicas, 206
bicicleta ergométrica, 179-180
Body Makeover Systems, Inc., 12
buscando ativamente o corpo de seus sonhos, 227-229

cabelos, ressecados, 257
café da manhã, 233, 252
caimento de roupas, 230-231
calorias gordas (alimentos com alto teor de gordura), 201, 232
Calorie Control Council (CCC), 233
caminhada, 175-177
caminhada ritmada, 175-176
capacidade respiratória, como benefício do programa, 69
carboidratos complexos, 199, 202
carboidratos rápidos (simples), 200
carboidratos simples (rápidos), 200
carboidratos, 199-200, 207
carne vermelha, 196
ciclo 2-dentro/1-fora, 103
ciclo de Krebs, 173
cigarros, 26
clara de ovos, 196, 244
colchonetes, 87
colesterol, 69, 197, 255-256

colesterol alto, 255-256
colite ulcerativa, 250
combate ao estresse. *Veja* controle do estresse
conceitos-chave do sucesso, 70-79
  descansar o corpo, 78-79
  escolher exercícios específicos para o corpo, 75-76
  inclusive movimentos de amplitude curta, 72-74
  manipular a resistência, 71-72
  praticar a Respiração Abdominal, 76-78
  usar resistência especificamente aplicada, 70-71
concentração no exercício, 56-57
condimentos, 206
conexão corpo-mente. *Veja* conexão mente-corpo
conexão mente-corpo, 51-60
  concentração no exercício, 56-57
  mantras, 54-55
  minimetas, 55-56
  redução do estresse, 57-59
  respiração, 77
  visualização, 52-54
Contração Abdominal, 130, *131*
Contração dos Glúteos em Pé, 124, *125*
Contração Lateral, 134, *135*
controle de porções, 202-203, 233

controle do estresse, 57-59, 77-78, 251
    Respiração Abdominal para o, 59, 78
core training, 64-65
corrida, 178
cortisol, 57-58
coxas, 75
    Abdução de Quadril, 128, *129*
    Adução de Quadril, 126, *127*
    Agachamento Livre, 122, *123*
    Extensão de Perna de Amplitude Curta, 118, *119*
    Extensão de Perna de Amplitude Total, 120, *121*
    Flexão do Jarrete de Amplitude Curta, 114, *115*
    Flexão do Jarrete de Amplitude Total, 116, *117*

deltoides
    Levantamento de Halteres Acima da Cabeça em Posição Sentada, 160, *161*
    Levantamento Lateral de Amplitude Curta, 156, *157*
    Levantamento Lateral de Amplitude Total, 158, *159*
    Voador para o Deltoide Posterior, 154, *155*

depressão, e fome emocional, 233-234
descanso (recuperação), 78, 228
    ciclo 2-dentro/1-fora, 103
    depois dos exercícios, 213-215
desidratação, 236
diabetes, 208, 248-250
diabetes do tipo 2, 250
diário alimentar, 229-230
diário de treino, 230
dieta, 191-215, 231-235
    água e, 205-206
    alimentos permitidos, 212-213
    carboidratos rápidos, 200
    condimentos, 206
    corte as calorias gordas, 201
    fome emocional, 233-234
    metabolismo e, 67-68, 192, 231-233
    nutrição depois dos exercícios, 213-215
    plano de cardápio personalizado, 207-210
    por tipo físico, 193
    porções controladas, 202
    preparando refeições com antecedência, 210-212
    sódio e, 203-205
    superando platôs, 234-236
    várias refeições de alimentos integrais, 192-193

dieta vegetariana, 69
distúrbios digestivos, 250-251
diverticulose, 254
doença celíaca, 255
doença de Crohn, 251
doença inflamatória intestinal (DII), 251
doença pulmonar obstrutiva crônica (DPOC), 69
doenças da tireóide, 251-252
dor muscular, 66-68
duração dos exercícios, 228

ectomorfos, 37, 46-47
    exemplo de plano alimentar para, 209
    hipoglicemia e, 244-245
    tabela de exercícios para, 98-99
efeito Valsalva, 78
endomorfos, 37, 39-41
    exemplo de plano alimentar para, 209
    hipoglicemia e, 243
    tabela de exercícios para, 98-99
energia, e várias refeições, 192-193
envelhecimento, e gordura corporal, 24-25
enzimas, 23-24
equipamento para se exercitar, 86-88, 178-180

esqueleto, 22-23, 74
esteira, 178-179
estrogênio (terapia de reposição), 24-25, 254
equipamento, 86-88, 178-180
estrutura óssea, como fator que influi na forma corporal, 22-23
estudos de casos. *Veja* histórias de sucesso
excesso de peso, 187
exercício direcionado, definido, 103
exercícios
    a evitar, 190
    ciclo 2-dentro/1-fora, 103
    conceitos-chave do sucesso, 70-78
    duração e frequência dos exercícios, 213-214, 227-228
    mitos sobre, 63-68
    perguntas frequentes, 103-106
    personalizadas, rotinas. *Veja* rotinas personalizadas
    plano de manutenção, 236-239
    pulando sessões, 229
    repetições. *Veja* repetições
    respiração baseada na yoga, 77-78
    ritmo dos, 12, 183
    séries, 100-101, 103
    superando platôs, 234-236
    visão geral dos 12 dias, 90-94

exercícios abdominais
    core training e, 64-65
    exercícios cardiovasculares lentos de longa distância para, 169-170
    movimentos de amplitude curta para, 72-73
    Respiração Abdominal, 132, *133*
exercícios aeróbicos. *Veja* exercícios cardiovasculares
exercícios cardiovasculares lentos de longa distância, 169-170, 183-185, 228
    sugestão de horário para, 184
exercícios cardiovasculares, 106, 167-190
    benefícios dos, 161-174
    combatem a gordura, 170-174
    conexão das fibras musculares, 171-174
    encontrando sua Zona de Queima de Gordura (passo 2), 180-185
    escolhendo atividades (passo 1), 174-180
    evitando o tédio, 188-190
    exercícios lentos de longa distância, 169-170, 184-185, 228
        fazendo aquecimento e alongamento (passo 4), 185-186
        planejando seu exercício para otimizar a queima de gordura (passo 3), 185
    plano de manutenção, 236-239
    recomendações especiais para situações especiais, 186-188
    superando platôs, 233-236
exercícios de alta intensidade, 66-67, 137-168
exercícios de transformação, 111-166
    Flexão de Bíceps de Amplitude Curta, 142, *143*
    Flexão de Bíceps de Amplitude Total, 144, *145*
    Manguito Rotador Externo — em Pé, 150, *151*
    Manguito Rotador Externo — em Pé, 152, *151*
    Manguito Rotador Externo — Sentado, 152, *153*
    Pressão para Baixo de Tríceps — Cabeça Externa, 148, *149*
    Pressão para Baixo de Tríceps — Cabeça Interna, 146, *147*
    Puxada Lateral de Amplitude Curta, 164, *165*
    Remada para Trabalhar os Romboides, 162, *163*
    Série de Três Partes para o Peito — Canto Externo, 138, *137*
    Série de Três Partes para o Peito — Canto Interno (Espaço entre os Seios), 140, *141*

Série de Três Partes para o Peito — Canto Superior, 138, *139*
tabela por tipo físico, 36-99
Voador para o Deltoide Posterior, 154, *155*
exercícios específicos para o corpo, 75-76
exercícios, 227-228. *Veja também* exercícios de transformação; exercícios cardiovasculares; rotinas personalizadas; *e exercícios específicos*
glossário de, 103
mitos sobre, 63-68
movimento de amplitude curta, 72-74
movimento de amplitude total, 64
nutrição antes dos exercícios, 212-213
nutrição depois dos exercícios, 213-215
perguntas frequentes sobre, 103-106
plano de manutenção, 236-239
pulando sessões, 229
sem dor não há ganho, 68
superando platôs, 233-236
exercitar a concentração, 56-57
Extensão de Pé, 112, *113*
extensores elásticos, 86

Extreme Makeover (programa de TV), 12, 167, 197

fibra de contração lenta, 171, 173-174
fibra de contração média, 171, 172-173
fibra de contração rápida, 171, 172
fibras musculares, 171-174
fibras, nos alimentos, 197-198
fome emocional, 233-234
forma adequada, 65, 70-71
fotos de "antes", 81-83
frequência dos exercícios, 213, 227-228
frituras, 232
frutas, 198, 202, 203, 207, 211, 234, 245
frutas com baixo teor de açúcar, 198
fumo, 26-27

ganho de peso e mulheres, 24-25
Gatorade, 248
genética, 21-22
glicogênio, 168, 185, 200, 235
glicose, 180, 185, 200, 242-245
glossário de transformação, 103
glutationa, 198
glúteos. *Veja* nádegas
gordura abdominal, 57-58, 169-170

gordura corporal, 24-25
    como fator que influi na forma corporal, 2-24
    exercícios cardiovasculares para, 170-174
    hormônios e, 24-25
    queimando. *Veja* queima de gordura
    Questionário de Identificação, 29-35
gordura de estresse, 57-59
gorduras trans, 201
gravidez, 253-254

halteres, 86-88
hereditariedade (genética), 21-22
hidratação da pele, 89
hidrólise, 235-236
hipertensão (pressão sanguínea alta), 85, 245-246
hipoglicemia (nível baixo de glicose sanguínea), 242-245
hipotensão (pressão sanguínea baixa), 247-248
hipotireoidismo (tireoide preguiçosa), 251-253
histórias de sucesso
    Bea D., 221
    Carly A., 222
    Natalya R., 219
horário, 184, 188
hormônios, 23-25, 235-236

ingestão de água, 205, 235-236, 252
ingestão de sal, 203-205, 248
ingestão de sódio, 203-205
inibidores da enzima da conversão da angiotensina (IECAs), 85
insulina, 69, 198, 200, 207, 232

jogging, 176-177
jogging lento, 177

lesões, 68, 76-77
livro sobre condicionamento físico versus livro sobre arte, 14

manipular a resistência, 71-72
manteiga de cacau, 89
mantras, 54
maus hábitos, fumo, 26-27
medicamentos, 257-258
medicamentos prescritos, 257-258
médico, consulta, 36, 187, 241
medida da circunferência de áreas-chave do corpo, 83-84
medidas do corpo, 83-86, 230-231
menopausa, 24-25, 58, 254
mesomorfos, 37, 41-43
    exemplo de plano alimentar para, 210
    hipoglicemia e, 243
    tabela de exercícios para, 98-99
metabolismo
    dieta e, 67-68, 192, 231-233
    tipos físicos e, 37-48

Minha Rotina Personalizada de Transformação, 99-100
    tabela, 102
minimetas, 55-56, 223-224
mitocôndrias, 170-174
mitos sobre exercícios, 63-68
molho de soja, 248
monitorando o progresso. *Veja* automonitoramento
movimento de amplitude curta, 72-74. *Veja também* exercícios específicos
movimento de amplitude total, 64. *Veja também* exercícios específicos
músculo cardíaco, 171-174
músculo de força (fibra de contração rápida), 171, 172
músculo que queima gordura (fibra de contração lenta), 171, 174
músculos, 21-24
    trabalhados de vários ângulos, 74-75
músculos lisos (viscerais), 171-174
músculos voluntários, 171-174

nádegas
    Contração dos Glúteos em Pé, 124, *125*
nível baixo de glicose sanguínea (hipoglicemia), 242-245
nutrição antes dos exercícios, 212-213
nutrição depois dos exercícios, 213-214
nutrição. *Veja* dieta

objetivos a longo prazo, 223-226
objetivos, estabelecimento de, 223-226. *Veja também* minimetas
    folha para, 225
óleo de semente de linhaça, 257
óleos, 201
ombros
Oregon Health & Science University, 24

peito de frango, 195, 212
peito de peru, 195-196, 211
peitoral. *Veja* Série de Três Partes para o Peito
peixe, 195, 212, 234
pele ou cabelos ressecados, 257
pele ressecada, 257
perda de peso
    redução de sódio para a, 203-205
    superando platôs, 234-235
pesos grandes, 65, 104
pesos para tornozelos, 87-88
pílulas anticoncepcionais, 254
planejamento de refeições. *Veja* dieta

plano de cardápio personalizado, 107-210
plano de manutenção, 236-239
    planilha, 237-238
        segredos das pessoas que conseguem manter a perda de peso, 226
platôs, superando, 234-236
pneus, 64-65
pontos problemáticos, 74-75, 95-97
porções controladas, 202
preparações, 81-94
    artista com seu próprio corpo, 81-83
    equipamento para se exercitar, 86-88
    hidratação da pele, 89
    medidas, 83-86
    recompensas, 90
    sinais vitais, 84-86
    visão geral dos 12 dias, 90-94
preparando refeições com antecedência, 210-212
Pressão para Baixo de Tríceps
    Cabeça Externa, 148, *149*
    Cabeça Interna, 146, *147*
pressão sanguínea
    alta (hipertensão), 245-247
    baixa (hipotensão), 247-248
    benefícios do programa para a, 69
    fibras e, 197-198
    tirando sua, 84-85
pressão sanguínea alta (hipertensão), 84-85, 245-247
pressão sanguínea baixa (hipotensão), 247-248
prestar atenção ao seu corpo, 57-58
problemas cardiovasculares e exercícios, 184-188
problemas de saúde, 241-258. *Veja também* problemas de saúde específicos
problemas de sono devido a sobretreinamento, 67
produtos de baixo carboidrato, 232
progesterona, 254
programa cardiovascular de 12 dias, 174-186
prostaglandinas, 198
proteína, 194-196, 202
pulando sessões de exercícios, 229
Puxada Lateral de Amplitude Curta, 164, *165*
Puxada Lateral de Amplitude Curta, 164, *165*

quadríceps
queima de gordura, 21-22, 170-171, 180-185
queimando gordura. *Veja* queima de gordura

Questionário de Identificação, 29-35
  cálculo do resultado e interpretação, 34-35

reações psicológicas ao excesso de treinamento, 67
recompensas, 90, 226
referências, 259-262
reforço positivo (recompensas), 90, 226
relaxamento, 186
Remada para Trabalhar os Romboides, 162, *163*
repetições, 100-101
  concentração no exercício, 56-57
  definidas, 103
  quando aumentar as, 105, 27-228
  rapidez das, 105-106
resistência (treinamento)
  definida, 101, 103
  doença da tireoide e, 251
  especificamente aplicada, 70-71
  hipertensão e, 245-247
  leve versus pesada, 104-105
  manipular a, 71-72
  quando aumentar a, 105, 227-228
  quantidade a usar, 103-104
resistência especificamente aplicada, 70-71
resistência leve, 104

Respiração Abdominal, 76-78, 132, 133
  benefícios da, 12-13, 76-77
  para combater o estresse, 59, 78-79
respiração. *Veja* Respiração Abdominal
retenção de água, 204
ritmo dos exercícios, 12, 183
rotina. *Veja também* rotinas personalizadas
  ciclo 2-dentro/1-fora, 103
  definidas, 103
rotinas personalizadas, 99-100
  de Transformação, 102
  exemplo (de Jennie), 106-109
  rever seu tipo físico e seus pontos problemáticos, 96
  séries e repetições, 100-101

saúde cardíaca, como benefício do programa, 69
saúde cardiovascular, como benefício do programa, 69
6-Week Body Makeover (Thurmond), 191, 217
sem dor não há ganho, 68
Série de Três Partes para o Peito
  Canto Externo, 136, *137*
  Canto Interno (Espaço entre os Seios), 140, *141*

Canto Superior, 138, *139*
séries, 100-101
    definidas, 103
serotonina, 234
sessões de exercícios intensas, 66, 169-170
sete princípios milagrosos da, 110
Sheldon, William H., 37
simetria, 23, 72
sinais vitais, 84-86
síndrome do trauma repetitivo, 66
sistema de controle, 229-231
    fotos de "antes", 81-83
    medidas do corpo, 84-86
sistema imunológico, 67, 194
sobretreinamento, 67, 78-79
sucesso, conceitos-chave do, 70-79
    descansar o corpo, 78-79
    escolher exercícios específicos para o corpo, 75-76
    inclusive movimento de amplitude curta, 72-74
    manipular a resistência, 71-72
    praticar a Respiração Abdominal, 76-78
    trabalhar os músculos de vários ângulos, 74-75
    usar resistência especificamente aplicada, 70-71
suor, 168

tempo de treinamento, 66-68
tendões do jarrete
tênis, 175, 177
terapia de reposição hormonal, 24-25, 254
tipo de corpo. *Veja* tipo físico
tipo físico (forma), 21-24. *Veja também tipos físicos específicos*
    características do, 37-48
    comer de acordo com o, 193
    exemplo de plano alimentar para seu, 209
    fatores que afetam o, 22-24
    hipoglicemia e, 244-245
    o que esperar do livro, 27-28
    o que você pode fazer sobre, 25-26
    Questionário de Identificação, 29-35
    revisão do, 96
    tabela de exercícios por, 96-99
tipo físico A (endomorfo), 37, 39-40
    exemplo de plano alimentar para o, 209
    hipoglicemia e, 244
    tabela de exercícios para o, 98-99
tipo físico B (endomeso), 37, 43-44
    exemplo de plano alimentar para o, 209
    hipoglicemia e, 244
    tabela de exercícios para o, 98-99

tipo físico C (mesoendo), 37, 43-44
    exemplo de plano alimentar para o, 209
    hipoglicemia e, 244
    tabela de exercícios para o, 98-99
tipo físico D (endoecto), 37, 45-46
    exemplo de plano alimentar para o, 209
    hipoglicemia e, 244
    tabela de exercícios para o, 98-99
tipo físico E (ectoendo), 37, 47-48
    exemplo de plano alimentar para o, 209
    hipoglicemia e, 244
    tabela de exercícios para o, 98-99
transformação (esculpir), 15, 49
    conceitos-chave do sucesso da, 70-79
    glossário de, 103
    plano de manutenção, 236-239
    sete princípios milagrosos da, 110
transformação física. *Veja* transformação corporal
Transforme seu corpo em 6 dias (Thurmond), 93-94, 191

úlceras, 250-25

várias refeições, 192, 232-233, 252
vegetais com baixo teor de amido, 197-198
visualização, 52-54, 83
Voador para o Deltoide Posterior, 154, *155*

Zona de Queima de Gordura, 180-185

Este livro foi composto na tipologia Georgia, em corpo 11/17,2,
e impresso em papel Off-set 90g/m², na Markgraph.